LA
FIÈVRE TYPHOÏDE
DANS LES PAYS CHAUDS

(Régions prétropicales, Algérie)

PAR

M.-J.-C. CRESPIN

PROFESSEUR SUPPLÉANT A L'ÉCOLE DE MÉDECINE D'ALGER
MÉDECIN DE L'HOPITAL DE MUSTAPHA
MÉDECIN SANITAIRE MARITIME

Préface de M. le Professeur TEISSIER

Ouvrage couronné par l'Institut

(Académie des Sciences, Prix Bellion, 1899)

AVEC 10 FIGURES INTERCALÉES DANS LE TEXTE

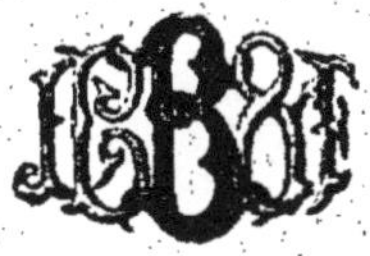

PARIS

LIBRAIRIE J.-B. BAILLIÈRE ET FILS

19, rue Hautefeuille, 19, près du Boulevard Saint-Germain

—

1901

LA FIÈVRE TYPHOIDE

DANS LES PAYS CHAUDS

(Régions prétropicales, Algérie)

PRINCIPAUX TRAVAUX DU MÊME AUTEUR

Essai d'interprétation pathogénique de certaines névroses post-infectieuses,
  Lyon, 1891.

Valeur thérapeutique du Pambotano (*Acad. de Médecine* et *Bull. gén. de
  Thérapeutique*. 15 août 1895).

Pleurésie sous-mammaire (*Bull. de la Soc. méd. des Hôpitaux de Paris.
  4 mars 1896*).

Grippe; bronchite. Pyopneumothorax gangreneux; pleurotomie et guérison
  (*Bull. de la Soc. méd. des Hôpitaux de Paris. 27 mai 1897*).

Deux cas de lèpre incomplète (*Ann. de Dermatologie et de Syphiligraphie*.
  Septembre 1897).

De la pseudo-paralysie générale par athérome (*Bull. Méd. de l'Algérie*.
  Novembre 1897).

Deux cas de névralgie diaphragmatique d'origine palustre (*Bull. de la Soc.
  Méd. des Hôpitaux de Paris*. 5 novembre 1897).

Déterminations hépatiques de la fièvre typhoïde en Algérie (*Gaz. des Hôpitaux*. 21 décembre 1897).

Tuberculose pulmonaire sénile (*Bull. Médical*. 27 mars 1898).

Évolution de la tuberculose en Algérie (*Congrès de Montpellier*. Avril
  1898).

Diarrhée de Cochinchine attribuable à un proteus (*idem*).

Typhus et diphtérie (*idem*).

Rétrécissement mitral pur et bradytrophie (*Bull. Méd. de l'Algérie*.
  Septembre 1898).

Streptococcie pulmonaire (*Bull. Méd. de l'Algérie*. Octobre 1898).

Fièvre typhoïde des enfants dans le milieu Algérien (*Congrès de Marseille*.
  Octobre 1898).

Tuberculose cutanée et fièvre typhoïde (*Congrès de Lille*. Août 1899).

Maladies de l'Algérie (*Bull. Médical*. 25 novembre 1899).

La fièvre typhoïde chez les indigènes d'Algérie (en collab. avec M. Busquet.
  Bull. Médical. 27 janvier 1900).

Un cas de pellagre (en collab. avec MM. Gaucher et Sergent) (*Bull. de la
  Soc. méd. des Hôpitaux de Paris*. 23 février 1900).

LA
FIÈVRE TYPHOÏDE
DANS LES PAYS CHAUDS

(Régions prétropicales, Algérie)

PAR

M.-J.-C. CRESPIN

PROFESSEUR SUPPLÉANT A L'ÉCOLE DE MÉDECINE D'ALGER
MÉDECIN DE L'HÔPITAL DE MUSTAPHA
MÉDECIN SANITAIRE MARITIME

Préface de M. le Professeur TEISSIER

Ouvrage couronné par l'Institut
(Académie des Sciences, Prix Bellion, 1899)

AVEC 10 FIGURES INTERCALÉES DANS LE TEXTE

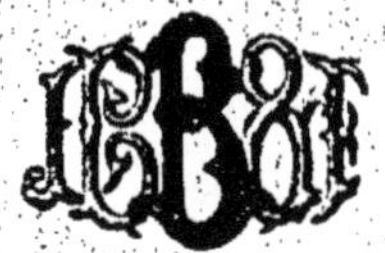

PARIS

LIBRAIRIE J.-B. BAILLIÈRE ET FILS
19, rue Hautefeuille, 19, près du Boulevard Saint-Germain

1901

PRÉFACE

Le livre que le docteur Crespin présente aujourd'hui au public médical, sous ses allures modestes, et dans sa concision voulue, soulève un certain nombre de questions d'ordre général et très élevé, qui intéressent au plus haut titre l'hygiéniste et le médecin.

Il ne nous est pas permis, dans une courte préface, de les aborder, voire même de les signaler toutes : au moins essaierons-nous, en attirant l'attention sur certaines d'entre elles, de montrer comment une étude, quelque spéciale qu'elle puisse paraître, peut toucher en même temps aux problèmes les plus variés et les plus pratiques de la pathologie générale, de la prophylaxie et de la thérapeutique.

La fièvre typhode nous apparaît aujourd'hui comme une affection dont l'histoire nosographique est en quelque sorte parachevée ; ses allures cliniques ne semblent plus avoir le moindre secret pour le praticien, et depuis la belle découverte de Widal, son diagnostic est devenu d'une précision qu'on pourrait presque qualifier d'infaillible.

Tout n'a pas été dit pourtant : le vieux précepte de Baglivi « *Romæ scribo et in aere romano* », précepte que M. Kelsch a si bien compris et mis en pratique, doit plus que jamais rester présent à l'esprit du nosographe : les types morbides ne sont vrais que pour les milieux où ils ont été observés et décrits ; les germes infectieux déterminent des réactions variables suivant les latitudes et les caractères spéciaux propres à la race qu'ils envahissent. On ne saurait donc être

trop reconnaissant à ceux qui s'appliquent à étudier les formes variées ou insolites des grandes infections, s'atta-
chent à démêler leurs apparences régionales ou cosmiques,
et arrivent ainsi à dépister leur véritable nature au milieu
des obscurités qui les masquent.

C'est par ce procédé qu'une analyse très minutieuse de
nombreux faits cliniques a montré au Docteur Crespin que,
en Algérie, la dothiénentérie se présentait souvent (dans le
tiers des cas au moins) sous l'aspect d'une affection hépatique, bien plus, qu'elle pouvait simuler l'infection paludéenne
dans ses manifestations cliniques en apparence le plus solidement établies. Certes, la confusion est explicable et il
est aisé de comprendre comment *une dothiénentérie à loca-
lisation hépatique*, avec l'augmentation correspondante du
volume du foie, les hémorragies intestinales fréquentes, les
vomissements bilieux et le syndrôme de la fièvre intermittente
hépatique, ait pu donner le change avec certaines formes encore indécises de l'infection malarique, les formes rémittentes bilieuses par exemple. Mais il n'en est pas moins méritoire
d'avoir bien établi le fait et tracé nettement les lignes de
démarcation séparant le domaine des deux infections. Maillot d'abord, puis Griesinger avaient bien pressenti la pos-
sibilité d'une semblable confusion ; et plusieurs de nos
grands médecins d'armée, les Michel Lévy, les Léon Colin,
les Arnould, les Laveran, les Kelsch avaient brillamment
ouvert la voie. Si donc M. Crespin n'est pas un novateur, il
lui restera tout au moins le mérite d'avoir posé la question
avec précision et de l'avoir cliniquement résolue ; si bien
qu'à l'heure actuelle, le séro-diagnostic aidant et confirmant
les conceptions de la clinique, la discussion sur ce point si
litigieux va se trouver définitivement close.

Cette prédilection de la dothiénentérie algérienne pour

le foie ne saurait d'ailleurs nous surprendre, elle trouve son interprétation logique dans le surmenage et la défaillance climatériques de la glande même. Que l'on admette en effet, avec Schiff, Bouchard et Roger, que le foie détruit les toxines microbiennes ou, avec nous, que parfois il les exaspère, peu importe : les toxines éberthiennes résorbées à la surface de l'intestin, rencontrant un organe surexcité ou défaillant, non plus arrêtées enfin dans leur diffusion à travers l'organisme, pourront aisément accomplir leurs ravages, produire des désordres plus étendus et plus graves, en particulier ces hémorragies intestinales redoutables qui viennent si souvent compliquer le pronostic de l'infection primitive et dont le mécanisme semble maintenant rigoureusement élucidé. La clinique à cet égard vient pleinement confirmer ce que l'expérimentation nous avait enseigné et ce qu'une longue série de recherches entreprises avec GUI-NARD nous semble avoir si clairement démontré.

C'est encore à cette étude minutieuse des formes cliniques et des expressions symptomatiques variées de la dothiénentérie que Crespin doit d'avoir pu trancher la question délicate de la *prétendue immunité* des Arabes et des Kabyles vis-à-vis de la dothiénentérie, immunité dont l'autorité de Boudin avait fait comme un dogme, et que les observations réitérées de médecins éminents comme Longuet ou Vincent semblaient avoir solidement corroborée. Une enquête des plus délicates a montré en effet au Dr Crespin que l'Arabe, s'il prend assez rarement la fièvre typhoïde une fois parvenu à l'âge adulte, fait fréquemment au contraire pendant l'enfance des formes atténuées ou ébauchées de la dothiénentérie ; et cette infection du jeune âge est d'autant plus difficile à reconnaître dans sa nature essentielle qu'en pareil cas l'évolution fébrile est généralement assez courte et que le plus souvent l'éruption lenticulaire de la paroi abdominale est absente. Ayant ainsi assez souvent payé son tribut pendant l'enfance, il n'est point surprenant que l'indigène soit beaucoup moins enclin à subir l'infection tardive. Treille observant à Tlemcen était déjà arrivé à des conclusions analogues.

Il se passe là en quelque sorte quelque chose de comparable à ce qui se rencontre, d'après Chauveau, chez les moutons algériens dont l'immunité vis-à-vis du charbon bactérien n'est contestée par personne. Mais cette immunité, nous le savons maintenant, n'est aussi que relative. Le charbon bactérien existe dans les troupeaux occupant les hauts plateaux de l'Atlas ; et si les moutons descendus dans la plaine algérienne paraissent plus résistants au *bacillus anthracis*, c'est très certainement grâce à une immunité préalablement acquise, soit directement, soit héréditairement, et non à un privilège spécial de la race.

Deux autres points particulièrement intéressants me paraissent devoir attirer l'attention du clinicien dans le travail du Dr Crespin. C'est d'une part la fréquence des accidents nerveux post-infectieux, la manie chronique surtout, survenant chez l'Arabe à la suite de la dothiénentérie, et d'autre part l'étude très consciencieuse de la forme typho-malarienne sur laquelle les médecins étaient jusqu'ici assez loin de s'entendre.

Mieux que personne, l'auteur de cette monographie avait qualité pour apprécier les accidents lointains de la fièvre typhoïde, ayant contribué personnellement déjà à élucider la pathogénie de ces phénomènes morbides qui doivent de plus en plus prendre une place importante dans nos préoccupations ; aujourd'hui surtout que non seulement les névroses, mais aussi plus d'une détermination organique sur l'encéphale ou sur la moelle semblent puiser leur source directe dans l'infection.

Or nous savons maintenant que l'insuffisance rénale n'est plus seule en cause dans la pathogénie des phénomènes, depuis qu'avec le docteur Guinard nous avons montré l'effet des toxines vieillies sur les éléments nerveux : ces notions vont trouver une confirmation nouvelle dans l'existence de ces troubles post-infectieux que Crespin nous fait voir plus fréquents encore dans une région où la dothiénentérie met le foie plus directement en échec, et par suite facilite l'accumulation, ou retarde l'élimination de ces toxines malfaisantes.

Malgré les belles recherches de Kelsch et Kiener, la fièvre typho-malarienne, même pour d'excellents esprits, n'a pas encore pris définitivement droit de cité dans le cadre nosologique. La question est en effet particulièrement délicate ; elle touche d'abord à l'histoire si intéressante des associations microbiennes et des formes cliniques mixtes qui depuis les travaux de John Bez tendent pourtant à se vulgariser ; elle prête ensuite le flanc à un certain nombre de controverses et soulève plusieurs problèmes de solution fort difficile. Existe-t-il d'abord une pyrexie mixte dans son essence, c'est-à-dire constituée par l'action combinée du germe de la malaria ou du poison typhique ? ou bien ne faut-il voir dans les faits considérés comme tels qu'un réveil d'accidents palustres sous l'influence de l'infection éberthienne ? ou bien encore ne serait-ce pas la malaria qui, du fait de son intensité ou de sa durée, aurait rendu virulents les germes typhiques restés jusqu'ici silencieux et inoffensifs dans l'intestin du sujet préalablement frappé d'impaludisme ? Autant de points de vue sur lesquels les auteurs sont loin d'être d'accord, et qui paraissent encore pour quelques-uns assez éloignés d'être définitivement éclaircis.

Pour nous, qui observons dans une région-limite des plateaux de la Bresse, ou qui avons pu suivre un certain nombre de malades ayant rapporté d'Italie du même coup la dothiénentérie et la malaria contractées simultanément dans un rapide voyage, l'existence de l'hybride pathologique ne faisait depuis longtemps aucun doute. Car non seulement nous avons vu la dothiénentérie, comme l'avait remarqué déjà Trousseau, débutant par de grands accès intermittents nettement influencés par le sulfate de quinine, chez des sujets indemnes de toute infection paludique préalable, ce qui est déjà contradictoire avec l'hypothèse exclusive du réveil d'une infection ancienne, mais nous avons vu ces accès ne se produire qu'au décours de la dothiénentérie, alors que le patient avait quitté depuis plusieurs semaines la zone paludéenne où il s'était infecté. Notre conviction était faite, mais les faits rapportés par Crespin et les analyses bactériologiques du docteur Vincent, qui a pu constater sur le même frottis de pulpe de rate fraîche le bacille d'Eberth et l'hématozoaire de Laveran, lui apportent un appui singulièrement solide et l'adhésion d'une autorité incontestable. On lira d'ailleurs avec le plus grand fruit l'exposé de toute la question tant au point de vue de l'anatomie pathologique que de la pathogénie et de la clinique, exposé qui n'est d'ailleurs que la confirmation des faits observés par Kelsch et Kiener avec une remarquable clairvoyance et la justification de leurs conclusions déjà anciennes : la fièvre typho-malarienne existe, et bien des manifestations morbides, autrefois considérées comme des formes certaines du paludisme, ne sont autre chose que des dothiénentéries croisées de malaria.

Tant de faits minutieusement analysés et patiemment

recueillis devaient nécessairement conduire le D' Crespin à des applications pratiques, et lui dicter une thérapeutique appropriée. Or, à ce sujet, ce n'est point sans quelque surprise que nous avons lu les conclusions du distingué professeur adjoint à l'école d'Alger. Si nous approuvons en effet pleinement sa conception sur le rôle important joué par la défaillance du foie sur les symptômes et les complications de la dothiénentérie algérienne, nous avons quelque peine à comprendre pourquoi, dans sa thérapeutique, il repousse l'antisepsie gastro-intestinale et hépatique qui nous semblerait a priori devoir être dans l'espèce le traitement de choix. Il faut assurément s'incliner devant une affirmation aussi nette qui doit résulter sans doute d'une observation clinique sévère et multipliée; mais j'avoue avoir quelque peine à saisir pourquoi, après avoir fait une si large part à l'auto-intoxication dans la pathogénie du phénomène, M. Crespin refuse de s'adresser aux antiseptiques intestinaux, calomel, salol, naphtol, etc., dont l'intervention paraît devoir être ici d'autant plus opportune que ces substances sont en même temps des antiseptiques biliaires, d'excellents cholagogues qui, en réveillant la vitalité de la cellule hépatique et restaurant ses fonctions aussi bien glycogéniques et uréopoïétiques que biliaires, deviendraient très vraisemblablement de précieux adjuvants de l'hydrothérapie et surtout de l'opothérapie hépatique à laquelle notre collègue ajoute, et à bon droit, selon nous, une influence très rationnelle.

Certes, voilà bien des raisons, et des côtés plus que suffisants pour recommander le livre du D' Crespin à l'attention de l'hygiéniste, du médecin et du thérapeute. Tous les problèmes qui y sont soulevés méritent en effet sérieuse réflexion; car ils touchent aux questions les plus délicates de la pathologie générale et l'épidémiologie.

Si l'on joint à cela que ce livre, clairement et méthodiquement conçu, renferme, pour un nombre restreint de pages, un nombre important de documents et de renseignements précieux permettant de suivre et d'apprécier avec rigueur l'évolution et les sévices d'une maladie d'autant plus meurtrière qu'elle se présente plus souvent avec des formes insolites; que les causes locales ou régionales de sa diffusion (influence hydrique, conditions telluriques ou cosmiques) sont minutieusement analysées; que la démonstration est appuyée par une série imposante de diagrammes patiemment édifiés et de compréhension facile, on n'aura pas de peine à prévoir l'intérêt comme le profit qu'en devra procurer la lecture, comme à trouver fort légitime que l'Académie des sciences l'ait honoré d'une de ses récompenses si justement enviées.

J. Teissier,

Professeur à la Faculté de Médecine,
Médecin de l'Hôtel-Dieu de Lyon,
Correspondant national de l'Académie de Médecine.

LA FIÈVRE TYPHOÏDE

DANS LES PAYS CHAUDS

(RÉGION PRÉTROPICALE. — ALGÉRIE)

INTRODUCTION

Ce travail fut d'abord tout clinique. J'avais remarqué que, dans les pays chauds, la fièvre typhoïde présentait certaines particularités, à peine indiquées dans les traités classiques, par exemple cette susceptibilité vraiment remarquable du foie à l'égard du poison typhoïdique, et j'avais pensé qu'il y avait intérêt à fouiller de ce côté, persuadé qu'il s'agissait là sans doute d'une de ces influences climatériques, naguère mystérieuses, encore si mal précisées aujourd'hui et nullement négligeables dans l'étude des causes morbigènes. N'était-il pas rationnel qu'une grande maladie infectieuse, comme la pyrexie éberthienne, se jetât avec prédilection sur un organe rendu inerte ou tout au moins torpide du fait du climat ?

Dans le cours de ce travail, je décrirai aussi complètement que possible les symptômes hépatiques de la maladie, je décrirai de même une forme dite forme hépatique, en raison de la prédominance de ces symptômes, d'autant mieux qu'il m'apparaît que cette forme est bien spéciale à l'Algérie, malgré son existence plus ou moins dissimulée dans les pays tropicaux et même dans les pays tempérés, quand les conditions extérieures, cosmiques, sont favorables à son développement.

Ce côté clinique de la question ne m'a pas suffi : j'ai pensé qu'il y aurait avantage à envisager dans son ensemble la fièvre typhoïde en Algérie, à réunir, en un mot, dans le même travail, tout ce qui pourrait éclairer un sujet si important à tous points de vue. J'ai été conduit de la sorte à faire une vaste enquête touchant la fièvre typhoïde dans les principales agglomérations algériennes, à faire, en un mot, pour la population civile ce que M. le médecin-inspecteur Kelsch et d'autres médecins de l'armée ont fait, avec tant de succès, pour la population militaire, bien que les travaux de ces derniers visent surtout des points particuliers.

A l'aide de documents bien différents, avec des statistiques moins impeccables que celles dont s'est servi l'éminent professeur du Val-de-Grâce, je suis arrivé à des conclusions très comparables, en sorte que je serai très heureux d'avoir complété, en quelque sorte, l'œuvre entreprise depuis de longues années par mes maîtres et mes camarades de l'armée.

J'ai dû toucher à beaucoup de points intéressant l'hygiène de certaines villes ou de certains villages. J'ai montré les défectuosités et les avantages de tel ou tel système de conduites d'eau ou d'égouts, indiquant par là que je croyais à une étiologie plus complexe qu'on ne l'avait cru pendant longtemps, à la suite des travaux de laboratoire. Si le rôle de l'eau m'a semblé devoir mériter une grande place, la première, dans la série des causes engendrant la fièvre typhoïde, je n'ai pas cru, malgré la difficulté d'éliminer en toutes circonstances l'eau de boisson, devoir négliger d'autres causes qui parfois semblent tenir la première place : telles sont les émanations des égouts mal construits, d'une manière plus générale l'infection du sol, ce que l'on peut exprimer en disant que la fièvre typhoïde semble avoir eu parfois une origine tellurique.

Jusqu'à présent, aucun travail d'ensemble n'a été essayé sur la fièvre typhoïde en Algérie; aussi ne faudra-t-il pas s'étonner des lacunes que présente celui-ci, lacune s'expliquant par la pénurie des documents dans un pays encore neuf, où la population est fluctuante, où l'Administration ne peut établir des statistiques aussi parfaites qu'ailleurs.

Quoi qu'il en soit, j'espère que cette œuvre, tout incomplète qu'elle est, ne sera pas inutile : elle aura posé plus de problèmes qu'elle n'en aura résolu, mais les observateurs de l'avenir auront leur besogne simplifiée, puisque mes efforts ont abouti, j'imagine, à établir de grands cadres qui ne demandent qu'à être remplis.

En ce qui concerne tout particulièrement la colonisation, je pense que les travaux de ce genre sont appelés à rendre certains services, puisqu'en montrant l'importance des règles de l'hygiène, soit aux pouvoirs publics, soit aux particuliers, ils indiquent en même temps les remèdes les plus efficaces à la dépopulation. Et l'Algérie, ne l'oublions pas, est surtout une grande colonie de peuplement.

J'ai dû faire appel à un grand nombre de confrères exerçant dans des agglomérations différentes. Je remercie vivement ceux qui ont bien voulu répondre à mon appel, facilitant ainsi mon labeur; dans le cours de cette étude, j'aurai à citer leurs noms, désireux de leur conserver la propriété de leurs opinions.

Le plan que j'ai suivi a été, dans la mesure du possible, celui de MM. Brouardel et Thoinot dans leur traité classique (1), qui a fixé les traits de la fièvre typhoïde française ;

(1) Brouardel et Thoinot, la Fièvre typhoïde, Paris, 1895, 1 vol. in-8.

le lecteur pourra ainsi plus facilement juger des différences qui peuvent exister entre la fièvre typhoïde des pays tempérés et la fièvre typhoïde des pays chauds, dont l'Algérie fait partie.

Il peut paraître surprenant à certains médecins que l'on puisse, à la lumière de nos connaissances actuelles, établir certains types morbides spéciaux d'après des données météorologiques, cosmiques: ces causes, reléguées au dernier plan depuis l'entrée en scène de la bactériologie, ne sont cependant pas négligeables: je n'en veux pour preuve que les écrits des épidémiologistes qui tous tiennent grand compte, dans la genèse des épidémies, des influences climatériques: la spécificité morbide, la plus belle conquête de la médecine, ne peut être que consolidée par la mise en relief des causes secondaires, adjuvantes convergeant toutes vers ce résultat : la réceptivité morbide.

Au reste, MM. Brouardel et Thoinot ont ébauché dans un chapitre l'histoire des fièvres typhoïdes régionales ; c'est ce chapitre que je voulu développer et préciser en ce qui concerne l'Algérie.

Après avoir montré comment la fièvre typhoïde, tout d'abord très rare ou plutôt méconnue dans l'armée et chez les colons, s'imposa aux observations une dizaine d'années après la conquête, j'ai abordé cette partie fort importante, et malheureusement trop peu complète à mon gré, l'étiologie et l'épidémiologie ; j'ai montré quelles règles plus ou moins précises commandent, dans un milieu algérien donné, l'éclosion, la recrudescence, l'aggravation des cas de fièvre typhoïde, et j'ai pris à part successivement chaque province ou département, chaque ville ou agglomération un peu importante.

Une fois bien posées ces considérations étiologiques et épidémiologiques, j'ai fait la synthèse clinique de la dothiénentérie en Algérie; j'ai décrit les formes de cette maladie, mettant en relief la forme hépatique, si topique, ce qui montrera l'importance de l'adultération hépatique éberthienne en Algérie, adultération susceptible de se traduire en clinique, contrairement à ce qu'on observe le plus habituellement en France.

Dans un appendice, j'ai cherché à élucider la question, si arbitrairement compliquée, de la fièvre typho-malarienne.

Le chapitre concernant l'anatomie pathologique a été forcément écourté, car il ne prêtait à aucune réflexion originale et instructive, les lésions de la dothiénentérie ne différant pas de celles décrites et remarquablement décrites pas les auteurs français.

Je ferai les mêmes remarques au sujet du diagnostic.

Quant au pronostic et à la gravité de la fièvre typhoïde, je les ai étudiés dans un chapitre spécial.

Le traitement a donné lieu à quelques considérations intéressantes, en ce qui regarde tout particulièrement les moyens de soutenir le foie dans le cours des fièvres typhoïdes d'Algérie : j'ai montré, par exemple, que l'opothérapie hépatique pouvait avoir ses indications.

Enfin j'ai terminé, conclusion nécessaire, par quelques règles de prophylaxie, qui occupent le dernier chapitre.

Un index bibliographique et quelques tracés statistiques sont annexés à ce travail, et, en ce qui concerne ces derniers, je dois dire qu'ils ont été très consciencieusement dessinés par mon collaborateur E. Sergent, interne des hôpitaux d'Alger.

CHAPITRE PREMIER

HISTORIQUE

Pendant les dix premières années qui suivirent l'arrivée des Français en Algérie, la fièvre typhoïde fut extrêmement rare et cette rareté fut cause qu'on la méconnut complètement.

Il faut dire d'ailleurs que, pendant cette période (1830-1840), les idées de Broussais étaient à ce point prédominantes que le caractère spécifique de la dothiénentérie échappait à presque tous les élèves du maître, la gastro-duodénite, la gastro-entérite banale absorbant toute la scène morbide.

Ce qui devait frapper les médecins de l'armée dès leur débarquement en Afrique, c'était la malaria, qui, devant les progrès de la colonisation, a reculé maintenant, aussi bien au point de vue de la fréquence des cas que de la gravité de ceux-ci : la plaine de la Mitidja, dénommée autrefois le *tombeau des Français*, à cause des hécatombes que la malaria y produisait, est devenue une plaine verdoyante, couverte de vignobles et d'orangeries, salubre en presque tous ses points : dans tous les cas, les formes de paludisme qu'on y observe sont certainement moins sévères qu'autrefois, et l'on peut prévoir le jour où la grande et redoutable pandémie de l'Afrique du Nord ne sera plus l'ennemie, souvent victorieuse, du colon français.

Or, pour qui connaît la complexité des formes du paludisme, il n'est pas douteux que beaucoup d'observateurs ont dû prendre certains cas de fièvre typhoïde pour des accès de malaria : la fièvre continue palustre affecte une grande ressemblance avec la dothiénentérie et le diagnostic, même à l'heure actuelle, surtout quand la séro-réaction ne peut être pratiquée, n'est pas toujours possible entre les deux.

Ce qui devait troubler les esprits et conduire à l'erreur, c'était encore autre chose : l'existence de phénomènes bilieux, hépatiques dans le cours de ces fièvres typhoïdes ; aucune description classique ne faisait mention de ces phénomènes, ce qui n'était pas surprenant, puisque les auteurs ne visaient que la dothiénentérie des pays tempérés.

Il n'est pas douteux, d'autre part, qu'au début de la fièvre typhoïde, comme en plein cours de la maladie, ou même pendant la convalescence, il est presque de règle d'observer, en Algérie, quelques accès intermittents, impressionnés ou non par le sulfate de quinine. Ceux-ci n'étaient-ils pas susceptibles de frapper des esprits prévenus et de faire croire à du paludisme, là où il n'y avait que de la fièvre typhoïde ?

Enfin les formes frustes de la fièvre typhoïde existent à coup sûr en Algérie comme ailleurs : MM. Kelsch et Kiener (1), en décrivant la fièvre rémittente gastrique de l'Algérie, ont bien montré que si celle-ci relevait souvent de l'infection maremmatique, elle pourrait aussi n'être qu'une forme atténuée de dothiénentérie ; comme cette dernière, ces rémittentes gastriques sont caractérisées par l'absence de mélanémie et l'inefficacité du sulfate de quinine : elles suivent d'ailleurs l'évolution annuelle de la fièvre typhoïde.

Toutes ces raisons expliquent surabondamment pourquoi la dothiénentérie a été méconnue pendant dix ans en Algérie.

Et cependant, parmi les médecins militaires qui écrivaient pendant cette période, il est possible d'en trouver certains qui réagissent contre les opinions courantes — sinon ouvertement, du moins implicitement, presque à leur insu, pour ainsi dire.

Maillot, tout le premier, avait signalé, dès 1831, des lésions dothiénentériques chez des sujets qui avaient succombé à une fièvre réputée d'origine paludéenne.

Michel Lévy (2) observe une fièvre typhoïde chez un homme revenant de Calvi, où il était resté indemne de paludisme, et il sait parfaitement reconnaître la nature véritable de la maladie,

---

(1) Kelsch et Kiener, *Traité des maladies des pays chauds*, pages 317 et seq.

(2) Michel Lévy, *Recueil de Mém. de méd. et de pharm. militaires*, 1834, vol. XXXVI, p. 321.

bien que celle-ci ait commencé par une fièvre intermittente des plus graves.

Cette observation est remarquable pour l'époque, puisque l'obsession du paludisme était écartée en dépit des apparences qui poussaient à invoquer la malaria.

Le Dr Guyon (1) décrit ainsi les maladies de Ma-Allah, oasis située sur le revers méridional du Bou-Cherb. « Nos renseignements sur la nature des maladies de Ma-Allah se bornent à peu de chose; nous savons seulement qu'elles consistaient en une forte fièvre accompagnée de vomissements, de céphalalgie intense, qu'à ces symptômes succédaient la prostration et la diarrhée, que quelques malades ont présenté une teinte ictérique et qu'aucun décès n'eut lieu avant le 8e jour. Un fait inexplicable si l'on tentait de rapprocher des fièvres marécageuses les maladies de Ma-Allah, c'est que les hommes les plus forts et les plus vigoureux en étaient les premiers attaqués.

« ... En somme les maladies de Ma-Allah comme celles de Bou-Merzoug, comme celles dont nos troupes coloniales ont dû souffrir en Afrique pendant la saison des chaleurs, étaient fort semblables, si toutefois elles n'étaient autres que la fièvre rémittente bilieuse des pays chauds. »

L'auteur ne nous parle pas de la durée précise de ces fièvres qu'il décrit, mais j'ai une grande tendance à y voir des fièvres typhoïdes avec symptômes bilieux, des fièvres typhoïdes à forme hépatique ou gastro-hépatique, telles que je dois les décrire plus loin.

D'ailleurs, qu'est-ce que la fièvre rémittente bilieuse des pays chauds ? S'agit-il de paludisme ? Tous ne l'admettent pas maintenant. S'agit-il d'une entité morbide spéciale ? S'agit-il enfin d'une fièvre typhoïde anormale, aggravée, comme la rémittente gastrique serait une forme fruste de cette même fièvre typhoïde ? Questions que je pose seulement, devant les examiner plus tard sans pouvoir leur apporter malheureusement une solution bien ferme.

Comme on le voit d'après ces quelques citations, rien de précis ne se dégageait des observations faites à cette époque : sui-

---

(1) Guyon, Même recueil, 1841, vol. XLI.

vant l'heureuse expression de Kelsch et Kiener (1), l'imbroglio
« qui depuis les temps hippocratiques se perpétuait dans la
question des fièvres », régnait en maître en Algérie.

Croyant mettre un terme à la complexité des problèmes que
soulevait, auprès des médecins, le séjour de nos troupes en
Afrique, Boudin (2) proclamait l'antagonisme de la malaria et
de la fièvre typhoïde : la fièvre typhoïde, disait-il, attaque presque exclusivement les individus arrivés dans le pays depuis
moins de six mois; après un séjour de cette durée, la constitution palustre régnante avait créé l'immunité à l'égard de la
dothiénentérie.

Cette doctrine, contraire à la réalité des faits, ne devait pas
faire fortune, ne devait point résister à un observateur sagace
et pénétrant, qui fut, dans l'espèce, L. Laveran. Ce dernier con-
fesse son étonnement de trouver la fièvre typhoïde en Algérie,
alors qu'il ne pensait qu'aux fièvres intermittentes (3); mais
l'enseignement de Louis était vivace en lui, et les lésions spécifiques de la dothiénentérie ne devaient pas lui échapper.

Un peu plus tard Lagger (4) fait remarquer que les indigènes
d'Algérie appellent *Sellema* et *Begla* les fièvres pernicieuses
pseudo-continues et se demande s'il ne s'agit pas là de fièvres
typhoïdes.

Et pourtant d'autres tomberont longtemps dans les anciens
errements. C'est ainsi que le Dr Armand (5), au chapitre intitulé
« Fièvre à masque typhoïde », écrit : « Il est donc bien avéré
que des intermittentes ou des rémittentes ont débuté d'abord,
pour présenter ensuite les symptômes typhoïdes les mieux
caractérisés. Les praticiens qui ont l'expérience de l'Algérie ne
perdent pas de vue la nature première de la maladie et ne peuvent lui donner d'autres noms que celui de *fièvre à masque
typhoïde*. Au contraire, le médecin nouvel arrivant, qui reçoit
dans les hôpitaux des malades parfois évacués de loin, rencontrant ces symptômes typhoïdes, tout d'abord, déclare de son

(1) Kelsch et Kiener, *loc. cit.*, p. 311.
(2) Boudin, *Annales d'hygiène*, et *Traité de géographie médicale*. Paris,
1857.
(3) Laveran, *Recueil de Mém. de méd. et de pharm. militaires*, 1842, vol. XLII.
(4) Lagger, *Recueil de Mém. de méd. milit.*, 1846, vol. LX.
(5) Armand, *Algérie médicale*. Paris, 1854, pp. 220 et seq.

côté reconnaître dans toute sa phénoménalité l'espèce nosologique dite gastro-entérite typhoïde. Et l'un des médecins les plus judicieux de l'Algérie disait à un de nos jeunes confrères que toutes ses fièvres typhoïdes étaient des rémittentes. »

Ainsi une dothiénentérie n'avait pas le droit de commencer par des accès intermittents, palustres ou non, sans choir immédiatement dans le groupe hospitalier des rémittentes : ces dernières n'ont-elles pas depuis longtemps jeté le masque et ne sont-elles pas reconnues comme des fièvres typhoïdes plus ou moins anormales?

Quoi qu'il en soit, depuis L. Laveran, la fièvre typhoïde a droit de cité en Algérie; dans les grands centres, cette maladie est endémique comme en Europe, et parfois de graves épidémies ont été signalées.

Même depuis cette époque, ce sont les médecins militaires qui se sont occupés de cette importante question, chose parfaitement compréhensible, puisque c'est dans le milieu militaire, si plein d'organismes en état de réceptivité, si fécond en surmenages physiques comme en affaiblissements moraux, c'est dans ce milieu que la fièvre typhoïde est le plus sévère, exerce le plus de ravages. Le médecin en chef de l'hôpital du Dey à Alger, récemment arrivé de France, me disait en comparant les statistiques de mortalité du XIX⁰ corps : « Il n'y a que deux maladies mortelles dans ce pays pour nos soldats, la fièvre typhoïde et la tuberculose. » Sous sa forme exagérée à dessein, cette phrase rend bien compte des désastres que la fièvre typhoïde fait en Algérie parmi nos troupes, et elle explique bien les nombreux travaux des médecins de l'armée, sur un pareil sujet.

Je me contente de citer les travaux de E. Collin (1), de Netter (2), signalant ce fait que la fièvre typhoïde peut commencer par des accès irréguliers, de Danvé (3), étudiant l'épidémie de Boghar, de Massé (4).

M. Frison (5) relate une épidémie de fièvre typhoïde qui a

---

(1) E. Collin, *Mém. de méd. milit.*, 2ᵉ série, t. IV.
(2) Netter, *Même recueil*, 1855, t. XIV.
(3) Danvé, *Même recueil*, avril 1805.
(4) Massé, *ibidem*, avril 1866.
(5) Frison, *ibidem*, t. XVIII, p. 433.

régné à Ténès pendant l'été de 1866 ; il reconnaît que si les
conditions climatériques ambiantes n'ont aucune part au développement de la fièvre typhoïde dans les pays chauds, elles n'influent pas moins sur son évolution, sur ses symptômes, sur sa
gravité. — Il fait également remarquer que le début de la maladie a des caractères équivoques, et qu'il est alors impossible
de savoir si on a affaire à une fièvre rémittente ou à une fièvre
typhoïde.

Un travail des plus importants fut celui de MM. Arnould
et Kelsch (1), qui mettaient bien en évidence le rôle de la chaleur
dans l'éclosion et le développement de la maladie : ils reconnaissaient l'importance de l'élément palustre souvent surajouté
et capable de modifier la physionomie habituelle de la fièvre
typhoïde ; de plus, ils se demandaient déjà à pareille époque si
c'était le germe typhique, qui, en Algérie, acquérait plus de
puissance ou si c'était l'économie qui se prêtait mieux à son
absorption et à sa diffusion, et ils concluaient à cette double
influence : les rapports du terrain et de l'agent pathogène étaient
donc mis en question.

M. L. Colin (2) décrit minutieusement les caractères de la
fièvre typhoïde en Algérie et insiste surtout sur les symptômes
que présentent les organes de la digestion, l'intestin en particulier ; pour lui la forme intestinale est spéciale à l'Algérie et
elle est caractérisée par la marche plus lente, la tendance aux
rechutes et les complications graves, telles que diarrhées colliquatives, dysenteries, perforations.

Enfin M. Kelsch dans son beau livre, dont le premier volume
est seul paru, « le Traité des Epidémies, » si plein d'idées neuves et d'idées rajeunies, consacre un chapitre tout entier à la
fièvre typhoïde en Algérie ; mais si l'étiologie, surtout dans les
groupes militaires, est remarquablement mise en lumière, il
faut convenir que les caractères cliniques spéciaux de la maladie en Algérie sont laissés dans l'ombre ; c'est sur ces derniers
que j'insisterai avec le plus de complaisance dans le courant
de cette étude, essayant de m'inspirer des leçons si élevées de

____

(1) Arnould et Kelsch, *Recueil de Mém. de méd. militaire*, 1868, t. XX,
p. 17.

(2) L. Colin, Divers articles et *Traité des maladies épidémiques*. Paris, 1879.

M. le professeur Kelsch, leçons que j'ai eu la bonne fortune d'entendre au Val-de-Grâce (1891-1892).

En ce qui concerne plus particulièrement la population civile, la fièvre typhoïde n'a pas été étudiée encore d'une manière complète, permettant de tirer des conclusions épidémiologiques générales; les travaux sur la matière sont rares et ne visent que des points de détail, sans raccordements possibles, s'il est permis de s'exprimer ainsi.

C'est que les grandes agglomérations urbaines civiles ne datent que d'hier; la population civile d'autre part était et est encore, dans une infinité de centres, étroitement liée à la population militaire; les hôpitaux de villes importantes comme Sétif, Sidi-Bel-Abbès, etc., hébergent aussi bien les civils que les militaires et sont dirigés par les médecins de l'armée.

Il en résulte que les travaux statistiques, rares, à vrai dire, embrassent toute la population, en sorte que l'élément civil est noyé dans l'élément militaire; pour la première fois j'essaie ici une dissociation qui plus tard s'imposera et sera d'ailleurs plus facile.

Et j'ai trouvé un certain avantage à procéder de la sorte, puisque j'écarte de mon champ d'observation un groupe épidémiologique tout spécial, ayant son analogue en France, le groupe militaire, dont les particularités sont peut-être trop fixes pour permettre d'établir les modifications imprimées à une région déterminée; en un mot, j'ai voulu me rendre compte des effets du climat algérien sur la fièvre typhoïde et je pense que le groupe civil dégagé complètement du groupe militaire était propice à cette étude.

Je ne veux cependant pas clore ce chapitre sans parler des travaux d'un certain nombre de médecins qui se sont occupés, ces temps derniers, du sujet faisant l'objet de ce travail, d'une façon accessoire, à vrai dire: parmi ces travaux, je dois ranger ceux qui ont trait à l'hygiène de certaines villes et principalement d'Alger; j'ai puisé largement dans ces écrits dont voici une nomenclature concernant les principaux d'entre eux : travaux du Dr Bertherand (1), de Jullien (2), de Koziell (3), et enfin

(1) Bertherand, *Bulletin de la Société de climatologie d'Alger.*
(2) Jullien, Thèse Bordeaux, 1893.
(3) Koziell, Montpellier, 1896.

l'excellente monographie de M. Sambuc, professeur agrégé à la Faculté de médecine de Lyon (1). Bruch vise la question de la fièvre typhoïde chez les Arabes, question sur laquelle je reviendrai longuement (2).

Enfin l'important ouvrage de M. Thévenet, directeur de l'École des sciences d'Alger (3), a fixé beaucoup de points obscurs; j'ai dû y recourir à plusieurs reprises dans le courant de ce travail.

(1) Sambuc, Montpellier, 1897.
(2) Bruch, Thèse Montpellier, 1893.
(3) Thévenet, *la Climatologie Algérienne*, Alger, 1896.

CHAPITRE II

ÉTIOLOGIE ET ÉPIDÉMIOLOGIE

Dans ce chapitre, j'essaierai de mettre en pratique le principe suivant, énoncé par M. Kelsch. « Les causes qui sont susceptibles d'actionner les microbes ou de disposer l'organisme à subir leur agression sont multiples. Aussi, pour apprendre à les connaître toutes et à mesurer la valeur de chacune d'elles, convient-il d'étudier la maladie infectieuse dans les principaux milieux cosmiques ou dans les divers groupes sociaux où elle est susceptible de naître et de se répandre. »

Mon étude sera singulièrement facilitée par les graphiques que M. E. Sergent a tracés concernant la mortalité générale, la mortalité typhique, la morbidité, etc., etc. Sans doute, beaucoup de lacunes seront à relever, mais il n'était guère possible de faire mieux, étant donné la pénurie des documents sur la matière.

Les administrations communales comprendront certainement un jour quel intérêt puissant s'attache aux statistiques consciencieuses, et elles auront à cœur de les dresser d'une manière plus satisfaisante qu'elles ne le font aujourd'hui.

Pour mettre un peu d'ordre dans cette étude, j'ai divisé ce grand chapitre en plusieurs parties, chacune d'elles ayant trait à un département, soit trois parties pour les départements d'Alger, d'Oran, de Constantine, correspondant aux anciennes provinces du même nom.

Puis, prenant à part chaque département, j'ai révélé, outre les conditions hygiéniques des villes les plus importantes, les autres causes qui me paraissent influer sur le nombre des cas de fièvre typhoïde. Enfin, j'ai étudié la mortalité et la morbidité par fièvre typhoïde dans les divers peuples ou races qui se mêlent en Algérie.

J'ai cru nécessaire de terminer par un court résumé, qui sert principalement à montrer quelques règles générales qu'on peut tirer des recherches exposées dans tout le chapitre.

I. — DÉPARTEMENT D'ALGER

I. — Ville d'Alger.

Alger a une population qui a varié d'une façon assez considérable. Ainsi depuis 1886, où elle était de 65.227 habitants, elle s'est accrue d'une trentaine de mille habitants, atteignant 96.412 habitants en 1896 (recensement quinquennal).

Dans ce nombre il y a en effet 38.000 Français, 14.000 Européens divers (surtout Espagnols, Italiens et Maltais), 18.000 Arabes ou Kabyles, 4.000 Israélites.

On peut distinguer, dans Alger comme dans presque toutes les villes antérieures à la conquête, deux parties bien distinctes : l'une située au Nord, dans une position élevée, l'autre au Sud, la première étant l'ancienne ville, la seconde la ville nouvelle, européenne : il faut dire qu'aujourd'hui la ville européenne s'accroît au détriment de la ville arabe, au détriment du pittoresque, mais aussi à l'avantage de l'hygiène.

En effet, dans cette ancienne ville, les maisons, de style arabe généralement, sont étroites, entassées les unes sur les autres, se touchant, en sorte qu'entre deux rangées de maisons. il subsiste un étroit canal, appelé rue, où les voitures ne pénètrent pas, et où les piétons ont grand'peine à circuler, tant en raison de cette étroitesse qu'en raison du pavage fort défectueux.

La ville nouvelle laisse moins à désirer, mais n'est pas parfaite cependant, car les architectes ou entrepreneurs semblent avoir vu tout en petit, n'avoir considéré que la valeur du terrain à bâtir, et avoir bâti sans se préoccuper de l'aération.

D'ailleurs les collines d'Alger et de Mustapha, qui viennent mourir fort près de la mer, donnent peu de terrains disponibles pour les constructions. Il en est résulté qu'en voulant utiliser le plus de terrain possible, on a fait des maisons trop hautes et des rues trop étroites.

Le climat d'Alger est un climat maritime, constant, doux en hiver, fort humide en été.

Généralement, on divise l'année en deux saisons : la saison chaude, du mois de mai à la fin septembre, et la saison pluvieuse, d'octobre à la fin du mois d'avril.

Jullien et Sambuc (1) ont fait cette constatation : « Si l'on fait la courbe des températures maxima et minima, on remarque que l'on a deux courbes sensiblement parallèles, chose très défavorable pour ceux qui doivent habiter Alger l'été comme l'hiver. »

Quelles sont les influences d'ordre climatérique qui peuvent avoir une action sur l'éclosion et le développement de la fièvre typhoïde ?

Chaleur. — Beaucoup de médecins ont attaché une grande importance à la chaleur dans l'étiologie de la fièvre typhoïde. M. Kelsch va jusqu'à dire : « Si la fièvre typhoïde en Algérie l'emporte par sa fréquence et sa gravité sur celle de France, c'est que la température moyenne du climat méditerranéen est plus forte que celle de nos pays. »

Que voyons-nous de ce côté ? Le graphique (fig. 1) qui contient les courbes de la mortalité typhoïdique, de la température et même de la hauteur de la pluie pour une période de 13 ans (1884-1896) nous montre que dans cette période le nombre de décès par fièvre typhoïde est moins considérable au mois de juillet, où la moyenne des températures maxima est le plus élevé (30°), qu'au mois de septembre, où cette même moyenne est de 28°.

Au mois de juillet les décès ont été pendant ces treize ans de 71 ; au mois de septembre ils ont été de 119.

Au mois de mai, où la moyenne des températures maxima a été de 23° dans ces treize ans, les décès typhoïdiques ont été de 80, c'est-à-dire plus nombreux qu'au mois de juillet.

La comparaison des deux courbes indique cependant un certain parallélisme surtout de novembre à mars, époque où les décès par fièvre typhoïde sont moins nombreux.

En examinant la mortalité typhoïdique d'une part pendant dix-

____
(1) Sambuc, *loc. cit.*

huit ans (1856 à 1873), d'autre part pendant treize ans (de 1884
à 1896), nous voyons que cette mortalité se maintient assez uni-

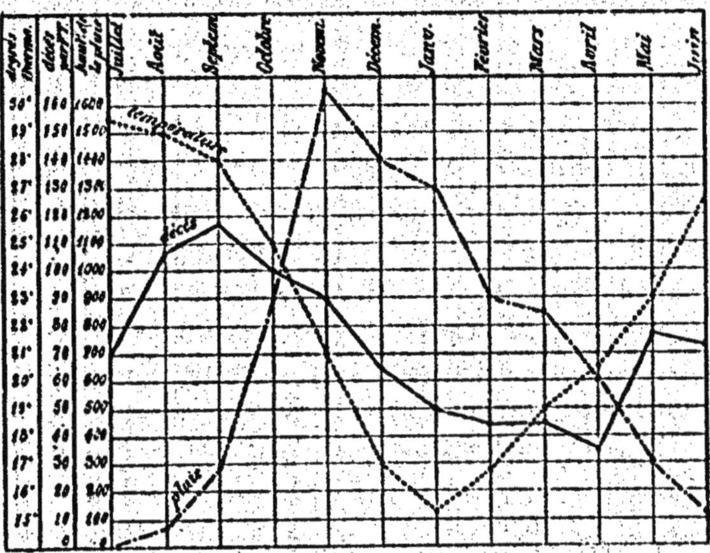

Fig. 1. — Comparaison des variations contemporaines de la mortalité typhoïdique de
la hauteur de la pluie et de la température pendant 13 ans (1884-1896) et suivant les
mois.

forme pendant les six premiers mois de l'année, puis augmente
brusquement en juillet (1re période), en août (2e période), pour
atteindre dans les périodes considérées son maximum en septembre, pour descendre enfin graduellement en octobre, novembre et décembre. — D'autres statistiques rapprochant la
mortalité typhoïdique de la mortalité générale nous fournissent
des indications identiques.

Il est donc impossible d'éliminer pour Alger le rôle de la chaleur, mais il ne faudrait pas donner une importance exagérée à
ce facteur, qui n'est pas le seul à agir dans l'aggravation ou
l'éclosion des cas de fièvre typhoïde.

Dans tous les cas, je ne puis que confirmer l'opinion de Kelsch
en ce que l'évolution typhoïdique s'accomplit chaque année avec
la régularité d'un phénomène astronomique ; elle est rigoureusement parallèle à celle des fièvres palustres, dont la con-
nexion étroite avec les chaleurs n'est mise en doute par personne.

J. Crespin. La fièvre typhoïde dans les pays chauds.   2

Hauteur des pluies. — Le graphique (fig. 1) nous montre un parallélisme assez remarquable entre la mortalité typhoïdique et la hauteur des pluies (de 1881 à 1890).

M. Sambuc avait déjà signalé le fait, sans y insister, dans son travail inaugural. Je reprends l'observation, en constatant que, pour les mois, la vérification de ce parallélisme n'est pas aussi nette. Ainsi, au mois de novembre, où la hauteur de la pluie est de 1700 millimètres, les décès par fièvre typhoïde sont seulement de 103 ; au mois de septembre, où la hauteur de la pluie n'est que de 215 millimètres, les décès atteignent le chiffre de 119.

Ces divers tracés font bien voir le danger qu'il y aurait à adopter une théorie trop exclusive.

Les causes de la fièvre typhoïde sont en effet multiples et il faut bien se garder d'éliminer certaines causes au profit de certaines autres ; un second tracé peut détruire ce qu'un premier avait fait accepter sans hésitation.

Humidité absolue et relative. — A) *Variation annuelle de l'humidité absolue.* — A Alger (1), la variation annuelle de l'humidité absolue constitue une valeur constamment plus grande qu'à Paris, pris comme terme de comparaison ; le maximum s'observe en juillet, août, septembre, où l'on note les chiffres de 17, 18, 16 millimètres, alors qu'en Europe les chiffres correspondants sont 10, 11, 10, et que, sous les tropiques, la tension de la vapeur d'eau, bien plus considérable, atteint les chiffres de 19, 20, 23 millimètres.

Cette tension de la vapeur d'eau se montre d'ailleurs plus faible à l'Hôtel-de-Ville qu'au Dey, ce qui tient à la supériorité d'altitude de la première station.

B) *Variation annuelle de l'humidité relative ou état hygrométrique.* — Voici les réflexions très importantes de Sambuc qui compare encore Alger et Paris : « A Paris, comme à Alger, le maximum absolu tombe en décembre et le minimum absolu en mai. Mais l'amplitude de la variation annuelle est bien plus grande à Paris qu'à Alger, *où l'état hygrométrique varie peu d'un mois à l'autre.* »

(1) Sambuc, p. 58.

La moyenne annuelle est moindre à Alger; mais il existe entre les deux villes une opposition bien tranchée suivant les saisons. Tandis qu'en hiver l'humidité relative de l'air est bien plus faible à Alger, elle y est au contraire un peu plus forte durant l'été. C'est cette valeur notable de l'état hygrométrique qui, jointe à l'élévation thermique, rend l'été d'Alger si pénible et si déprimant pour l'organisme.

Ces données, à mon sens, sont très négligées par les auteurs et j'ai tenu à les mettre ici bien en relief.

C'est pendant les mois de juillet, d'août et de septembre, que la tension de la vapeur d'eau est le plus élevée; c'est aussi pendant ces mois que la fièvre typhoïde fait le plus de ravages; pendant ces trois mois, cette tension (toujours moyenne) varie à peine d'un degré, en considérant la même station : elle diffère de 2,5 à 3 degrés de cette même valeur observée d'une part en juin, d'autre part en octobre.

Un tel résultat est frappant, car il ressort d'une observation de 22 ans.

Si l'on joint à cela que l'état hygrométrique (humidité relative) de l'air est plus élevé pendant l'été et surtout pendant le mois de septembre, on comprend que ces facteurs jouent un rôle fort important non seulement dans l'apparition des cas de fièvre typhoïde, mais aussi dans la mortalité typhoïdique.

Cette dernière ne suit donc pas la marche de la mortalité générale qui est plus élevée en janvier, mois le plus froid de l'année.

L'humidité excessive d'Alger pendant l'été, la stabilité de l'état hygrométrique de l'air jointe à l'élévation de la tension de la vapeur d'eau, voilà qui peut expliquer également les déterminations de la fièvre typhoïde sur l'appareil digestif, sur les émonctoires et le foie en particulier.

Il y a là un point de pathogénie que je crois d'ores et déjà élucidé, ce qui ne veut pas dire que je méconnaisse les autres causes morbigènes, relevant soit de la mauvaise hygiène, soit de la misère des individus.

Régime des vents. — Les vents chauds du Sud ont leur plus grande fréquence relative en hiver et les vents frais du Nord, qui ont traversé la Méditerranée, dominent en été; une pareille évolution du vent diminue les écarts thermiques de l'année.

En particulier, dans les mois d'août et de septembre, mois remarquables par le nombre important des décès typhoïdiques, c'est le vent du Nord-Est qui est prédominant.

Pression atmosphérique. — La marche annuelle du baromètre est assez irrégulière à Alger.

La pression atmosphérique y subit dans le cours de l'année une oscillation triple, avec trois maxima (en février, juin et septembre) et trois minima (en mars, août et octobre). La pression barométrique a-t-elle une influence sur la fièvre typhoïde, comme elle en aurait sur certaines autres maladies (1) ? Je ne saurais le dire, au moins en ce qui regarde mes recherches ? En effet, je ne trouve qu'une année, où un minimum anormal de pression barométrique a coïncidé avec une épidémie sérieuse, au point de vue morbidité, l'année 1895. L'épidémie a débuté au mois de mai avec une baisse de pression considérable, relativement à la pression des mois précédents et des mois correspondants des années antérieures et suivantes.

On a dit que les pressions élevées influaient sur les hémorragies; il est à noter que les accidents de ce genre se voient surtout en septembre, mois où la pression offre un maximum, et je me garderai bien d'en tirer une conclusion précise.

Constitution géologique (2). — Le sous-sol de la ville d'Alger est constitué essentiellement par des terrains cristallo-phylliens.

Ces terrains comprennent surtout :

1° Des schistes ;

2° Des roches gneissiques et cristallines ;

3° Accessoirement des calcaires cristallins.

Les schistes sont sillonnés de nombreuses fissures, permettant l'infiltration des eaux; mais, par suite de l'inclinaison des pentes sur tout le versant de la ville haute, les eaux ne peuvent s'emmagasiner qu'en faible quantité, de sorte que le terrain

(1) Teissier, *Rapport sur la grippe*, 1889-1890.
(2) Pour plus de détails, consulter les travaux de MM. Poniel et Ficheur, et un bon résumé dans la thèse de Jullien.

peut être considéré, d'une façon générale, comme se desséchant rapidement (Jullien).

Les roches gneissiques sont moins étendues en surface. Elles occupent la partie sud depuis le fort Bab-Azoun jusqu'au voisinage d'El-Biar. Il y a encore beaucoup de fissures qui rendent le sol beaucoup plus perméable que la surface occupée par les terrains schisteux.

Les calcaires assez abondants dans le quartier Bab-el-Oued, où ils sont exploités en carrière, ne modifient pas d'une façon appréciable la nature du sous-sol.

D'autre part, les argiles bleues sahéliennes, qui forment tout le fond des collines du Sahel d'Alger, occupent une place assez importante dans la dépression de Bab-el-Oued au Nord-Ouest. Ces argiles bleues sont recouvertes par des molasses calcaires (terrain pliocène) entièrement perméables, en sorte que l'eau est facilement retenue, et aussi par des dépôts de transport (quaternaires) constitués de limons argilo-sableux.

Donc, terrains perméables partout dans Alger, sauf dans un quartier, le faubourg Bab-el-Oued.

Certains auteurs voudraient voir un rapport entre la constitution géologique du sol et la fièvre typhoïde. C'est ainsi que Magne (1) veut établir que les départements les plus exposés appartiennent tous aux terrains secondaires et tertiaires, tandis que ceux qu'elle épargne sont situés sur les terrains primitifs et de transition.

Brouardel avait fait plusieurs sous-classes assez arbitraires : dans la première, il rangeait les garnisons dont la mortalité par fièvre typhoïde a été, de 1872 à 1888, de 0,19 p. 10.000.

Dans la seconde, celles dont la mortalité typhoïdique a été de 20 à 30 p. 10.000.

Dans la troisième celles dont la mortalité typhoïdique a été de 40 à 59 p. 10.000.

Dans le quatrième, celles dont la mortalité typhoïdique a été au-dessus de 60 p. 10.000.

C'est ainsi qu'il a pu se rendre compte que les départements

<hr>

(1) Magne, *Bull. acad. de médecine*, t. XXXI, 1865-1866, p. 108.

de l'Ouest et du Midi étaient les plus éprouvés (terrains primitifs), ce qui vient ruiner la théorie de Magne.

Pour Alger, il serait d'ailleurs bien impossible de formuler une loi quelconque.

Voici les chiffres indiquant la mortalité typhoïdique par quartiers ou arrondissements de police :

Bab-el-Oued......   3,9 p. 1000 habitants.
Hôtel-de-Ville:.... 4,1 p. 1000   —
Casbah............   4,9 p. 1000   —
Bab-Azoun......... 10,4 p. 1000   —
Préfecture........   7,5 p. 1000   —

Pour le quartier Bab-el-Oued, le seul quartier où il y ait une nappe souterraine, la théorie de Pettenkoffer semblerait se vérifier. On sait que Pettenkoffer avait trouvé de 1851 à 1867 une relation constante entre les oscillations de la mortalité par fièvre typhoïde à Munich et les oscillations de la nappe d'eau souterraine, l'élévation du chiffre des décès correspondant toujours à l'abaissement du niveau de cette nappe, la mortalité s'abaissant au contraire chaque fois que s'élève la surface de l'eau souteraine et proportionnellement à cette élévation. C'était la *Bodenthéorie*.

A Bab-el-Oued, c'est au moment où cette nappe est basse qu'éclate la fièvre typhoïde pour atteindre son apogée au moment où la nappe souterraine est très basse (septembre) ; mais comme c'est à partir de juillet que la morbidité et la mortalité typhoïdique augmentent à la fois dans tous les quartiers d'Alger, il faut chercher d'autres causes que l'abaissement de la nappe souterraine pour expliquer cette recrudescence de fièvres typhoïdes ; les causes cosmiques examinées précédemment (chaleur, humidité de l'air) jouent un rôle mieux établi.

Eaux de la ville d'Alger. — L'étude des conditions hygiéniques d'une ville ne va pas sans l'examen plus ou moins approfondi de l'organisation du régime des eaux et des égouts.

Alger reçoit une moyenne journalière de 7617 mètres cubes, sur lesquels 1483 mètres cubes sont cédés à la commune de Mustapha ; il reste donc pour les besoins de la ville 5984 mètres cubes, ce qui fait, en rapportant au chiffre de la population, que chaque habitant reçoit 71 litres par jour. Alger est donc en état d'infériorité vis-à-vis d'autres villes telles que Marseille (500 litres), Paris (210 litres), Toulouse (160) et cette infériorité est très notable, comme l'on voit.

Les eaux potables sont fournies à Alger :

1° Par l'aqueduc du Hamma, dont la source principale se trouve dans le coteau, en face de la porte d'entrée supérieure du jardin d'essai ;

2° Par l'aqueduc du Télemly, qui a sa source à Mustapha Supérieur, dans la campagne servant de résidence d'été à M. le gouverneur général de l'Algérie. L'aqueduc du Télemly alimente la moyenne ville ainsi que le faubourg Bab-el-Oued ;

3° Par l'aqueduc de l'Aïn-Zeboudja, dont la source principale se trouve dans la propriété du petit lycée, à Ben-Aknoun. Cet aqueduc reçoit, sur son parcours de plus de dix kilomètres, plusieurs sources dont les principales se trouvent dans la vallée de l'Hydra. Ces sources sont peu profondes à leur origine et ont un débit très variable. On remarque que le débit de cet aqueduc a surtout baissé depuis que les propriétaires des régions où se trouvent situées ces sources ont construit, pour les besoins de l'agriculture, un grand nombre de norias (mot indigène qui indique un puits) ;

4° Par quelques sources à débit peu considérable, situées dans le quartier Bab-el-Oued ;

5° Par six puits artésiens ayant de 50 à 55 mètres de profondeur ; l'eau leur est fournie par les usines élévatoires installées sur le domaine que possède la ville entre Maison Carrée et le Gué de Constantine, sur la rive gauche de l'Harrach.

Les machines élévatoires refoulent l'eau au réservoir de Kouba par deux conduites de 0^{m}225 de diamètre. Du réservoir de Kouba, l'eau est amenée principalement par une conduite siphonnante à l'aqueduc du Télemly, à Mustapha Supérieur ; une faible partie est conduite à l'aqueduc du Hamma.

Les aqueducs amenant en ville les eaux du Télemly, du Hamma, de l'Aïn-Zeboudja sont en maçonnerie faite avec de la chaux hydraulique et recouverte à l'intérieur d'une couche de ciment.

La distribution à l'intérieur de la ville se fait dans des conduites en fonte constamment sous pression. Des tuyaux en plomb partant de ces conduites principales amènent l'eau aux bornes-fontaines publiques et dans les maisons pourvues de concessions ; grâce à l'action des sels calcaires, il se forme un vernis protecteur insoluble.

Dans l'intérieur de la ville, se trouvent deux petits réservoirs ayant ensemble une contenance de 12.700 mètres cubes, ayant pour fonction d'alimenter la ville en cas de réparation des aqueducs.

Egouts de la Ville d'Alger. — C'est le système du tout à l'égout qui est employé. Son réseau qui est presque complet, possède un égout collecteur dit égout de ceinture. L'égout collecteur traverse la ville basse en suivant une direction nord-sud. On peut diviser cet égout d'après la pente du radier en deux parties ; on considérera comme point de jonction de ces deux parties l'endroit où le radier possède la plus haute altitude (13 mètres) et qui est situé sous le sol de la place du Gouvernement, en face l'entrée de la rue Juba.

La partie nord de cet égout se bifurque avant de quitter la place du Gouvernement, par l'envoi d'un embranchement dans la rue de la Marine ; la partie principale continue sa course sous la rue Bab-el-Oued, passe devant le lycée et se jette dans la mer au-dessous de l'arsenal.

Cette partie de l'égout collecteur reçoit les égouts de la plupart des rues de la ville indigène. Les égouts de la ville indigène construits avant la conquête ont été conservés ; ils sont en très mauvaise maçonnerie, mais ont une pente très rapide.

L'égout de la rue de la Marine dessert presque tout le quartier de la Préfecture.

Ces deux égouts collecteurs, grâce à leur pente, fonctionnent d'une façon relativement convenable, malgré les couches stratifiées de matières fécales qui se déposent forcément sur leurs parois.

La deuxième partie du grand égout collecteur ou partie nord quitte la place du Gouvernement, suit la rue Bab-Azoun, puis la rue de Constantine, passe derrière le fort indigène de Bab-Azoun, traverse les fortifications et se divise, en dehors du port, dans la rade de l'Agha, à l'endroit où la jetée du port d'Alger se rattache aux quais. La pente de son radier n'atteint jamais un centimètre par mètre et à partir de la rampe du Palmier cette pente est nulle, le niveau du radier se trouvant situé au-dessous du niveau de la mer. Aussi le radier est-il ensablé sur une longueur d'environ 800 mètres par une boue infecte.

Il existe encore quelqu's petits égouts qui desservent les voûtes du boulevard de la République et les quais.

Enfin le quartier extra-muros de Bab-el-Oued a ses égouts indépendants de ceux d'Alger. Ces égouts déversent les matières à la mer et fonctionnent bien grâce à leur pente de deux centimètres par mètre et à l'eau de l'Oued M'Kacel, qui les nettoie constamment.

Quartiers d'Alger. — On peut les diviser en cinq : quartier Bab-Azoun, de l'Hôtel-de-Ville, de la Préfecture, de la Casbah et de Bal-el-Oued ; les deux premiers et le dernier forment ce qu'on appelle les nouveaux quartiers, les autres étant les vieux.

Quartier Bab-Azoun. — Il comprend des régions assez différentes tant sous le rapport de la qualité des habitants que sous celui de la salubrité des logements. Dans la partie avoisinant le bord de la mer, sur le boulevard de la République, par exemple ou le long de la rue de Constantine, les maisons sont bien construites, contiennent des logements spacieux, bien aérés, habités par une population aisée, par des familles vivant au large ; il en est de même dans la rue d'Isly, rue située à un niveau supérieur à celui des rues précitées; mais en haut de la ville, les tournants Rovigo et l'extrémité supérieure de ceux-ci, nommée cité Bisch, sont composés d'habitations malpropres, où des familles de races diverses (Espagnols, Italiens, Français) sont entassées au mépris des règles les plus élémentaires de l'hygiène.

Tout le quartier Bal-Azoun est au reste fort bien ventilé ; dans le bas, les rues sont larges, spacieuses, parcourues par le vent d'Est ; dans le haut l'altitude élevée compense l'étroitesse des rues.

Plusieurs casernes sont bâties dans ce quartier ; la caserne des Voûtes et du fort Bab-Azoun, remarquable par les ravages que la fièvre typhoïde y fait tous les ans parmi les soldats, la caserne de gendarmerie, située à l'extrémité sud de la rue de

Constantine, caserne fort spacieuse et remarquable par sa salubrité, la caserne des casemates de l'artillerie et enfin la caserne d'Orléans située à l'intersection des deux quartiers Bab-Azoun et Casbah, mais à un niveau assez notablement supérieur à celui de ces quartiers.

La population est dans ce quartier d'environ 28.000 habitants. C'est dans ce quartier que la fièvre typhoïde sévit avec le plus d'intensité chaque année; on obtient en effet le chiffre de 1,04 0/0 pour la période 1884-1890.

C'est l'aqueduc de Telemly qui alimente la plus grande partie de ce quartier, comme du reste le faubourg Bab-el-Oued; les causes de la pollution de l'eau de boisson ne manquent pas; en effet, nous savons qu'en pleine rue de Constantine un égout, sans pente suffisante laisse stagner des matières fécales tant que des pluies bienfaisantes (?) ne viennent pas, par une augmentation de pression, compenser ce manque d'inclinaison.

De plus, dans cette même rue de Constantine, beaucoup de réservoirs destinés à alimenter des maisons entières sont placés sur des terrasses, absolument sans abri, et sont exposés de la sorte à toutes les souillures atmosphériques.

En ce qui concerne les tournants Rovigo et la cité Bisch, les égouts sont des plus défectueux; ils ne sont pas reliés au système général et sont remplacés la plupart du temps par des fosses non étanches, qui, en été, se révèlent désagréablement à l'odorat.

Quartier de l'Hôtel-de-Ville. — C'est le quartier central par excellence : il est en général bien construit, habité par des commerçants et non par des ouvriers; beaucoup de rues, la rue de Chartres et la rue Bab-Azoun, sont trop étroites encore et trop habitées; mais en général les conditions hygiéniques de ce quartier sont satisfaisantes.

La mortalité par fièvre typhoïde est de 0,41 0/0, chiffre un peu plus élevé que celui du quartier Bab-el-Oued, mais moindre que celui offert par les autres quartiers.

Ce qui pourrait influer sur la mortalité typhoïdique dans ce quartier, c'est qu'il renferme une population de passage assez importante; c'est en effet le quartier des principaux hôtels,

remplis de voyageurs; cette influence est compensée par le fait
qu'en hiver, époque des voyages, la fièvre typhoïde est rare à
Alger, alors qu'au mois de septembre elle fait rage.

Quartier de la Préfecture. — A part trois grandes artères,
rue Bab-el-Oued, rue de la Marine et boulevard de la République, devenu boulevard de France, le reste du quartier est composé d'étroits boyaux, que l'on qualifie de rues. Les maisons,
bâties de chaque côté de ces boyaux, sont parfois reliées les unes
aux autres par une voûte sur laquelle sont construits des logements; il en résulte des tunnels parfois assez longs.

En somme l'air et la lumière font défaut dans ce quartier, et
la saleté des rues est inimaginable. Le service du nettoiement
est d'ailleurs presque impossible avec une disposition aussi
défectueuse, aussi surannée, que celle de ces rues et de ces habitations.

La partie du quartier, dite de la Marine, est bâtie sur des
voûtes bordant les quais du vieux port; les voûtes servent d'habitations, et quelles habitations! Sur une galerie commune
s'ouvrent une série de longs couloirs parallèles, profonds de
7 à 8 mètres, ne recevant l'air et la lumière que par une seule et
unique porte. Chacune des pièces est habitée par une famille
de pêcheurs, famille en général riche en enfants : l'entassement
est au maximum dans ces logements, comme d'ailleurs dans
ceux du quartier tout entier.

Il y a quelques années, à l'extrémité Nord du quartier, s'éle-
vait la caserne Lemercier, qui était à chaque instant le siège
d'épidémies terribles de fièvre typhoïde : on a rasé cette caserne,
mais depuis trop peu de temps, pour qu'on puisse apprécier
déjà les bons effets de cette mesure.

L'égout de la rue de la Marine côtoyait cette caserne, avant
de se jeter à la mer, et des infiltrations nombreuses étaient
possibles. La pollution des eaux est bien compréhensible avec
un égout non étanche, malgré sa pente suffisante, avec ces
amas d'ordures encombrant les ruelles, pavées de la manière
la plus primitive.

C'est, en somme, par excellence le quartier des miséreux,
ouvriers, pêcheurs, petits fabricants, prostitués et prostituées.

Aussi est-ce, après le quartier Bab-Azoun, celui où l'on meurt le plus de fièvre typhoïde; le pourcentage par rapport à la population donne 0,75.

Quartier de la Casbah. — C'est le quartier qui s'élève autour du fort des Turcs, construit pour défendre la ville contre toute immixtion étrangère; c'est le quartier arabe.

Comme dans le quartier précédent, il y a des ruelles étroites, tortueuses, souvent tunnelisées, très mal pavées.

Les maisons sont basses, et ont été cloisonnées d'une façon fâcheuse depuis la conquête; ces cloisonnements ont multiplié le nombre des appartements, au détriment de la bonne hygiène. Maintenant une seule chambre sert d'habitation à une famille très nombreuse.

Ce quartier est habité par beaucoup de malheureux, ouvriers et petits industriels arabes, et aussi par un très grand nombre de prostituées. Les cafés maures, peu nombreux dans les autres quartiers, sont ici disséminés dans toutes les ruelles et servent de refuge aux vagabonds de toutes sortes. Ils jouent un rôle important dans la propagation du typhus. Ce fait, vérifié pour une maladie est probablement applicable à d'autres, à la fièvre typhoïde en particulier. Il faut en dire autant des réduits où se réunissent d'ordinaire, contrairement aux règlements de police, les fumeurs de kif (plante analogue au haschich), locaux des plus mal famés, repaires de bandits.

De l'alimentation en eau potable, rien à dire qui soit particulier à ce quartier; quant aux égouts, ils sont anciens, en maçonnerie défectueuse, mais ont une pente rapide (6 à 12 centimètres par mètre, ce qui en empêche l'engorgement.

D'ailleurs la situation élevée de tout le quartier assure une bonne ventilation.

La fièvre typhoïde est ici relativement peu meurtrière; le pourcentage donne 0.40.

Quartier Bab-el-Oued. — Ce quartier est situé extra-muros, au delà de l'enceinte des fortifications. Il diffère des autres quartiers d'Alger par sa constitution géologique; nous avons vu en effet qu'il était bâti sur un sol argileux, par suite imperméable, sauf sur les pentes qui se rattachent, au Nord, au massif de la Bouzaréah, et au Sud, aux collines d'Alger.

Sous le rapport des constructions, ce quartier ne laisse pas trop à désirer; les maisons sont spacieuses, les rues sont larges. De vastes places publiques, complantées d'arbres, font des trouées d'air et de lumière, absolument favorables à une bonne hygiène.

Malheureusement la qualité des habitants ne répond pas à la qualité des bâtiments. Ce sont en grande majorité des Espagnols, à tel point que le touriste, transporté dans ce faubourg d'Alger, un dimanche surtout, n'a pas la sensation de se trouver dans une ville française; c'est l'espagnol que l'on parle autour de lui, et seulement l'espagnol.

Ces Espagnols sont généralement pauvres, puisque c'est la misère qui les a chassés de leur pays : ils sont ouvriers et surtout jardiniers; les femmes sont domestiques. Les plus pauvres se contentent de vendre des cacaouettes.

La même chambre abrite souvent cinq ou six personnes, quelquefois plus.

L'eau potable est fournie par l'aqueduc du Telemly, qui alimente toute la moyenne ville. Comme je l'ai déjà dit, l'égout collecteur de Bab-el-Oued, bâti sur le lit de l'Oued M'Kacel, a un fonctionnement irréprochable.

Ce quartier présente donc au point de vue hygiène des conditions favorables et défavorables. Les conditions favorables résultent d'une bonne ventilation, assurée par la largeur des rues, le bon fonctionnement des égouts et par ce fait que la majeure partie des habitants, étant soit jardiniers, soit domestiques, passent toute la journée hors de leurs logements. Les conditions défavorables résultent de la nature imperméable du sous-sol, de l'encombrement des logements par des familles trop nombreuses et misérables.

Les épidémies de choléra ont ravagé le quartier assez fréquemment, alors qu'elles laissaient presque indemnes les autres quartiers de la ville.

Quant à la fièvre typhoïde, c'est le quartier où l'on meurt le moins de cette maladie : le pourcentage par rapport à la population donne 0,39.

Pour le choléra, on a incriminé comme agent de dissémination des germes un grand établissement hospitalier militaire bâti dans ce quartier, l'Hôpital du Dey.

Pour la fièvre typhoïde, cette hypothèse est indémontrable.

Marche de la Fièvre typhoïde à Alger. — Alger, comparé à 18 autres villes d'Algérie, occupe (voir fig. 2).

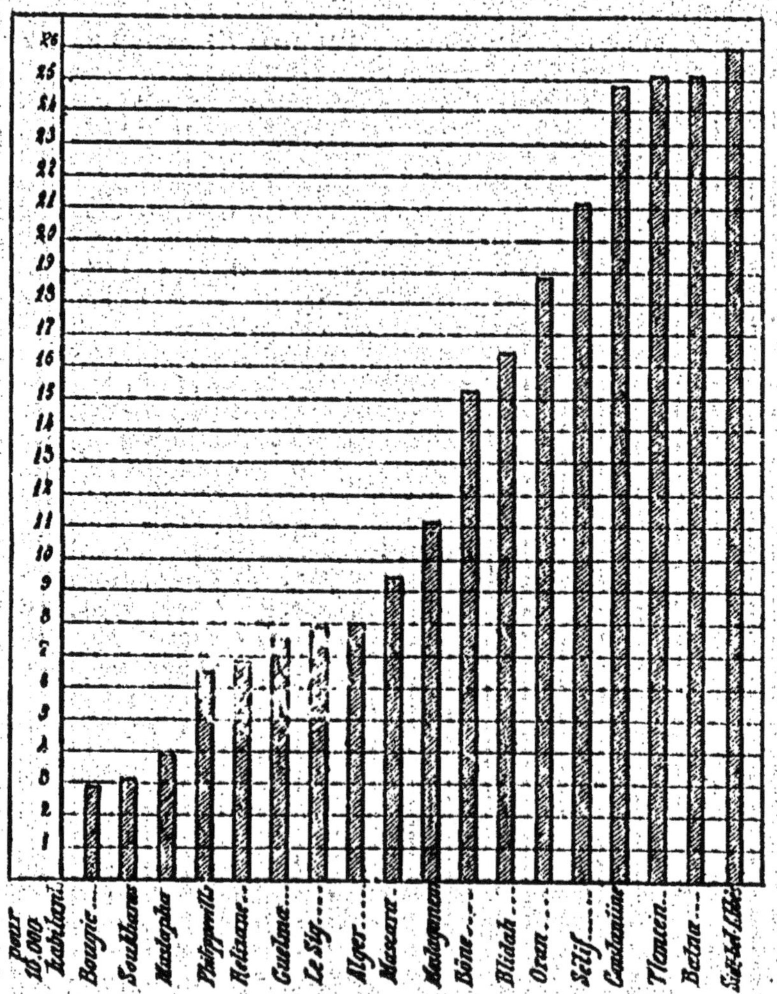

Fig. 2. — Mortalité par fièvre thyphoïde pendant cinq ans (1890-1891).

qui donne la proportion de 8 p. 10.000 hab.) le 8° rang, après Bougie, Soukharas, Mustapha, Philippeville, Relizane, Guelma, le Sig, au point de vue du rapport entre la mortalité typhoïdique et le chiffre de la population, Bougie étant la ville où ce rapport est le moins élevé (20 p. 10.000) et Sidi-Bel-Abbès étant la ville où ce même rapport est le plus fort (25, 9 p. 10.000).

Quant au rapport entre la mortalité typhoïdique et la mortalité générale (fig. 3) on peut voir qu'Alger occupe le sixième rang (25 p. 1.000 décès)..

Ces moyennes, comme toutes les moyennes, ne sont peut-

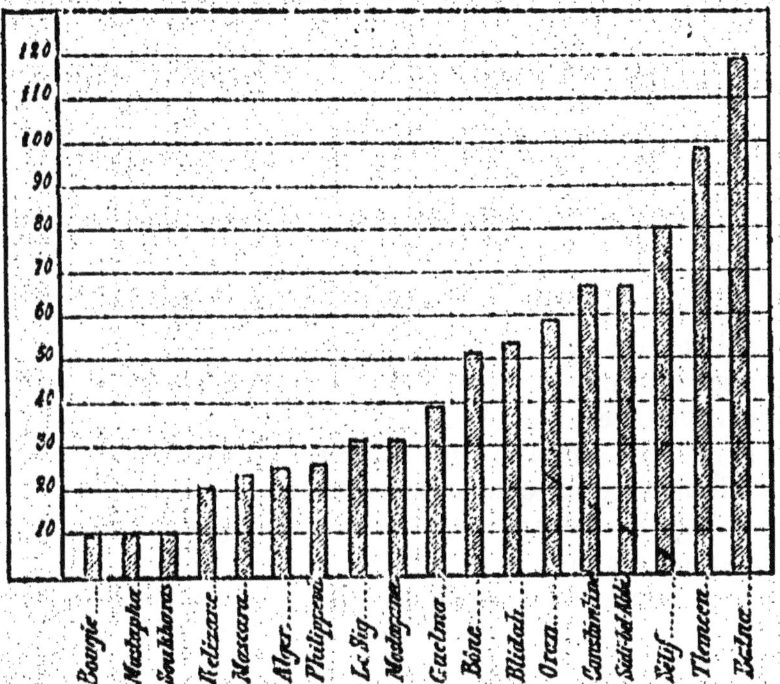

Fig. 3. — Mortalité typhoïdique comparée à la mortalité générale pendant 5 ans.

être pas l'expression exacte de la réalité, car j'ai dû faire usage des seules statistiques publiées, et pour 18 villes je n'ai pu établir une comparaison que pour cinq années consécutives (de 1890 à 1894).

Or, Brouardel (1) a publié plusieurs chiffres qui peuvent me servir à rapprocher la mortalité typhoïdique d'Alger de la mortalité typhoïdique de certaines villes de France.

(1) Brouardel, *Étiologie de la fièvre typhoïde au Havre (Annales d'Hygiène publique et de Médecine légale*, 1891, vol. 31).

La proportion pour 10.000 habitants des décès par fièvre typhoïde en cinq ans, a été à Lille de 2, à Orléans de 2,8 à Limoges de 4,2, à Nantes de 5.0, à Marseille de 0,6.

Épidémies. — Si, à Alger, la recrudescence de septembre est manifeste, les épidémies sont bien moins marquées sur les tracés annuels : c'est qu'il y a peu de poussées épidémiques à Alger, ou du moins ces poussées, indéniables ne s'accompagnent pas d'une grande mortalité, alors que la morbidité est sensiblement accrue.

En comparant les décès par fièvre typhoïde des dernières années avec ceux des années antérieures, il est facile de voir que la maladie diminue d'intensité à Alger; ce fait, constaté pour beaucoup de villes, notamment pour Marseille (1), ce fait très rassurant s'applique parfaitement à la capitale de l'Algérie.

Les véhicules du germe typhoïdique. — *Modes divers de transmission typhoïdique.* — *Épidémiologie générale.* — En ce qui concerne la ville d'Alger, c'est l'eau qu'on doit le plus souvent incriminer dans certaines recrudescences anormales de la maladie. Il est bien évident que, dans la marche habituelle de la maladie, le rôle de l'eau doit être relégué au dernier plan, car s'il est vrai que c'est au mois de septembre où le débit des sources est le moins abondant, d'une façon générale, il y a des années où d'autres mois ont été, sous ce rapport, les moins riches en eau potable, et pourtant le mois de septembre a toujours été celui où la fièvre typhoïde a été le plus fréquente et le plus meurtrière.

Dans l'étude des eaux de la ville d'Alger, nous avons vu que chaque habitant d'Alger reçoit quotidiennement 71 litres ce qui est notoirement insuffisant.

L'analyse de ces eaux au point de vue bactériologique n'a pas donné des résultats bien convaincants. En 1889, M. Péré, pharmacien à Alger, dénonçait la présence du bacille typhique dans la plupart des eaux d'Alger. M. H. Vincent, médecin à l'hôpital du Dey, fit plusieurs analyses de ces eaux et en 1889, il constata l'absence de tout bacille eberthiforme.

En 1891, analysant l'eau qui alimente la caserne des Isolés,

(1) Reynès, *la Fièvre typhoïde à Marseille*, thèse de Paris, 1894.

il trouvait qu'elle renferme en amont des réservoirs 120 microbes, tous inoffensifs, et à la sortie des réservoirs 17,500 bactéries, parmi lesquelles les bactéries ordinaires de la putréfaction (bacillus fluorescens putridus, bacterium termo, proteus vulgaris) et en quantité notable le bacterium coli commune, indice certain de la souillure des eaux par les matières fécales.

En ce qui concerne l'analyse des eaux, il faut bien se rappeler que cette analyse est fort difficile, et qu'il est impossible de distinguer dans l'eau le B. d'Eberth du *bacterium coli commune*, ce dernier quand il se trouve uni au premier étant seul décelable; aussi ne faut-il pas faire fond sur les analyses datant de plusieurs années.

Il est certain que les eaux d'Alger sont souvent polluées par des matières fécales ou organiques, en raison de la malpropreté dans laquelle sont tenus les regards des aqueducs. Au moment des grandes pluies, ces regards sont forcés, pour ainsi dire, et la pollution s'accomplit. Le Dr Grellet (d'El-Biar) (1) insiste sur cette cause de pollution : « Au-dessous des dalles servant de couvercles se trouvent des récipients de zinc désignés dans le service des eaux sous le nom de paniers qui sont destinés à retenir les eaux provenant de l'extérieur, après leur passage par les fentes régnant sur la périphérie des couvercles et de les empêcher de se mêler avec l'eau de source. Comment accomplissent-ils leur mission ? Les uns, véritables paniers percés, ne retiennent rien du tout ou presque rien et laissent aux eaux d'infiltration accès libre et immédiat dans l'eau de source... Les autres pourraient bien être souvent nuisibles; ils conservent plus ou moins longtemps, en plus ou moins grande quantité, les eaux d'infiltration, lesquelles, croupissant ainsi dans l'immobilité et à une température convenable, paraissent devoir constituer un excellent milieu de pullulation microbienne. Plus tard, quand, à la suite de déchirures, de perforations ou bien en débordant par-dessus les récipients, les eaux d'infiltration croupies arrivent à pénétrer dans la canalisation, il est vraisemblable qu'elles sont passées à l'état de cultures concentrées et saturées de microbes. »

(1) Grellet, *A propos des eaux d'Alger.* Alger, 1891.

Parfois, certaines épidémies de maison s'expliquent parfaitement à l'aide d'un autre mécanisme ; les réservoirs destinés à une maison tout entière sont sur la terrasse de cette maison, sans couvercle ou avec un couvercle insuffisant, non hermétique, en sorte que l'air atmosphérique laisse tomber dans l'eau potable toutes ses souillures, banales le plus souvent et aussi, souvent, spécifiques. Le Dr Saliège m'a dit aussi avoir observé des épidémies localisées à une maison dans la rue de Constantine et qui s'expliquaient de la manière que je viens d'indiquer.

Enfin j'ai parlé assez longuement des égouts d'Alger, pour que le lecteur ait compris, que, dans certaines circonstances leurs parois peuvent se déchirer et donner lieu à des infiltrations qui gagnent les eaux de source.

Des faits précis viennent à l'appui de ces divers mécanismes ; ainsi, c'est au moment où l'eau manque à Alger que la fièvre typhoïde éclate avec plus de force (mois de septembre) ; mais il y a là, comme je l'ai déjà dit, plutôt une influence saisonnière.

C'est dans les tournants Rovigo et aussi dans la rue de Constantine (ces deux régions faisant partie du quartier Bab-Azoum) que la fièvre typhoïde fait le plus de ravages, et c'est aussi dans ces régions que la canalisation des égouts est le plus défectueuse.

Quant au quartier de la Marine, ou plus exactement quartier de la Préfecture, l'hygiène y est déplorable comme l'on sait ; l'encombrement y est au maximum, les égouts côtoient les conduites d'eau. Il y avait encore en 1897 un bâtiment susceptible d'infecter tout le quartier ; c'était la caserne Lemercier, rasée tout récemment.

Les documents militaires faisaient constamment mention, chaque année, d'épidémies qui décimaient les soldats hébergés dans cette caserne, bâtiment ancien, où les courants marins refoulaient les gaz et les émanations putrides des latrines et des égouts ; le vent du nord-ouest passant sur cette caserne amenait-il des poussières et des germes dans le quartier de la Marine ? Cela est fort possible, mais on conçoit la difficulté d'une telle démonstration.

Histoire de quelques épidémies. — En 1889, une épidémie

assez grave de dothiénentérie ravagea la ville, surtout le quartier Bab-Azoun. L'autorité militaire s'occupa attentivement de découvrir les causes de cette épidémie qui avait pris naissance dans les casernes des Voûtes et Charron : l'eau d'alimentation ne contenait pas le bacille d'Eberth (Vincent), mais il fallait aussi remarquer que cette épidémie avait coïncidé avec un manque d'eau général dans la ville, manque d'eau attribué à ce que l'escadre de la Méditerranée, de passage dans le port d'Alger, avait dû employer des quantités considérables d'eau douce.

Les médecins militaires (1) incriminèrent surtout ce fait, que la bouche d'égout du fort Bab-Azoun s'était trouvée ensablée à un moment donné d'une masse de boues et de gravier de plus de un mètre de hauteur ; de là refoulement des matières fécales, émanations putrides.

En 1890, petite recrudescence de l'épidémie de 1889. A l'hôpital de Mustapha, il entre 80 typhoïdiques, et il en meurt 20. Des analyses de l'eau d'alimentation, prise d'une part aux sources, d'autre part en divers points où on la consomme, donnèrent des résultats différents ; aux sources l'eau était infiniment moins riche en chlorures et en matières organiques qu'aux différents points d'arrivée. Ces eaux s'étaient donc polluées en route, ce qui ne saurait surprendre, après les détails dans lesquels je suis entré précédemment.

En 1891, on note un plus grand nombre de cas dans le quartier de la Marine, ce qui est en corrélation avec une épidémie ayant son siège dans la caserne Lemercier. Cette caserne, abandonnée depuis plusieurs années, avait été réoccupée en juillet 1890, et cette année-là on constata précisément des fissures de l'égout principal.

On découvrit, en même temps, ce que l'on avait ignoré jusque-là, que tout ce quartier de la Marine était bâti sur un véritable marais fécal, à la suite d'une rupture d'égout dans les voûtes qui constituent, comme je l'ai dit plus haut, le sous-sol de tout le quartier.

Cette année-là (1891) il n'entra à l'hôpital de Mustapha que 20 typhoïdiques, dont six moururent.

(1) *Rapport du Service de santé de l'armée*, 1889.

En 1895, épidémie assez sérieuse au point de vue morbidité. L'origine hydrique paraît démontrée. On trouva le colibacille, le 19 mai dans les eaux provenant de l'Aïn Zeboudja, mais le 22 mai ce microbe semblait avoir disparu. La poussée eut lieu en mai-juin et une petite recrudescence se fit en octobre-novembre, à la suite d'un été particulièrement chaud.

Depuis cette époque, la fièvre typhoïde n'a pas pris à Alger une allure épidémique.

En résumé, la fièvre typhoïde suit à Alger une marche très régulière : elle est endémique avec une recrudescence au mois de septembre, absolument constante. Parfois des épidémies éclatent à une autre époque de l'année, mais ne sont pas en général d'une très grande importance.

L'origine hydrique de la maladie, soit à l'état d'endémie, soit à l'état d'épidémie, est probable dans la plupart des cas. Alger est une ville où le débit des sources est absolument insuffisant.

Les conduites d'eau d'alimentation sont souvent souillées dans le trajet de la source aux habitations particulières, soit par les eaux de pluies pénétrant par les regards, soit par les égouts, soit par les matières organiques et les germes contenus dans l'air atmosphérique, dernière cause agissant surtout sur les réservoirs exposés à tous les vents.

L'infection du sol par les égouts, si défectueux dans certaines parties d'Alger, joue certainement un rôle dans l'éclosion de certaines épidémies, mais il est si difficile d'éliminer l'eau d'alimentation dans les cas considérés que l'origine tellurique doit forcément rester au second plan.

Les causes qui influent sur la marche habituelle, si régulière, de la fièvre typhoïde à Alger sont d'ordre saisonnier ; la chaleur intervient probablement pour augmenter subitement ou presque subitement le nombre des cas mortels ou non, en juillet ; mais c'est surtout l'humidité excessive, attestée par l'état hygrométrique élevé, et la forte tension de la vapeur d'eau atmosphérique, qui doit intervenir pour amener la recrudescence annuelle, constante du mois de septembre.

Dans ce dernier mois, en effet, l'atmosphère est saturée de vapeur d'eau, plus qu'à aucune autre époque de l'année ; cet élément me paraît donc plus important que la chaleur, si bien mise en relief par les médecins de l'armée et dont le rôle est également loin d'être négligeable.

C'est le mois de juillet qui est le plus chaud en Algérie, et si ce n'est pas le mois où il y a le plus de cas de fièvre typhoïde, c'est le mois où les cas commencent à devenir plus nombreux, plus sévères.

Comment agit cet état de saturation atmosphérique? En augmentant la virulence des germes, bacille d'Eberth ou microbes associés? ou bien plutôt en diminuant les résistances de l'organisme? En effet la notion du terrain prime de plus en plus toutes les autres, et l'extrême humidité constante paralyse le jeu de la plupart des organes en uniformisant le milieu extérieur, ce qui supprime un certain nombre de réflexes périphériques susceptibles de provoquer des réactions centrales, viscérales; j'aurai d'ailleurs l'occasion de revenir sur cette importante considération pathogénique (1).

En tous cas, l'on sait bien qu'à Alger, en septembre, on est déprimé au maximum, en dépit de la température qui commence à baisser, en dépit aussi des brises marines qui soufflent de l'Est presque quotidiennement?

Les autres causes (encombrement, mauvaise hygiène, surmenage) ne sont pas non plus à négliger, et, en faisant la description des quartiers d'Alger, j'ai montré que le quartier de la Préfecture, habité par des ouvriers, des miséreux de tout genre, entassés nombreux dans la même chambre, est un des quartiers les plus éprouvés par la maladie.

II. — Banlieue d'Alger.

1. — VILLE DE MUSTAPHA

Ce fut dans le principe un faubourg d'Alger, dont la population s'accrut si rapidement que bientôt elle fut érigée en commune spéciale.

Aujourd'hui elle a une population de 35.000 habitants (dernier recensement), est habitée par de nombreux ouvriers, moins

(1) Voir plus loin.

misérables que ceux d'Alger, et aussi par un grand nombre de personnes aisées qui, ayant leurs occupations à Alger, retournent le soir à une altitude plus élevée, pour jouir d'air meilleur. Enfin, c'est surtout la ville Hivernale, et les coteaux de Mustapha-Supérieur, ombragés de verdure en toutes saisons, sont couverts de villas et d'hôtels, que peuplent les hiverneurs.

Le sous-sol est imperméable, puisqu'il est constitué, comme le quartier Bab-el-Oued d'Alger, par des argiles bleues compactes. En dehors de ces terrains tertiaires, on peut signaler dans la partie basse de Mustapha, sous les champs de manœuvre de Belcourt, du Jardin d'Essai, la présence d'une formation marine, ancienne plage quaternaire. Les argiles sous-jacentes à ce terrain arrêtent les eaux de surface.

Quelques quartiers de la ville font exception. Ainsi les quartiers de l'Agha, du village d'Isly reposent sur des gneiss et des granites : le sol est donc perméable. Au contraire, la masse argileuse sahélienne occupe tout le cirque de Mustapha, au pied des collines jusqu'au palais d'été du Gouverneur, et aussi la partie basse (hôpital civil, quartier des Casernes).

Dans la plaine du Champ de manœuvres et de Belcourt, la couverture mince de grès marins quaternaires horizontaux sur les argiles bleues donne un niveau d'eau constant et une zone très humide.

Au-dessus du palais du Gouverneur, le sous-sol devient perméable.

La ville est fort bien construite; les rues sont larges, bien aérées, et les parties supérieures, habitées en hiver par les étrangers, en été par les Algériens fuyant la chaleur et l'humidité de la ville, sont très favorisées au point de vue hygiénique, surtout au niveau de la colonne Voirol, du Bois de Boulogne, etc.

Mustapha reçoit 1183 mètres cubes d'eau, ce qui fait 33 litres par habitant et par jour, chiffre bien au-dessous des besoins.

Les égouts sont fort incomplets, mal installés, s'engorgeant facilement : la ville, à la suite d'une épidémie assez sérieuse, vient de contracter un emprunt pour parachever le réseau des égouts, travaux qui s'imposent dans une ville ayant la réputation d'une station hivernale délicieuse.

On observe fréquemment à Mustapha, et plus particulièrement à Mustapha-Supérieur, des épidémies de maison.

Une d'elles a vivement ému l'opinion publique l'année dernière, car elle coûta la vie au jeune fils du Gouverneur Général et faillit emporter sa fille. Quelques détails à ce sujet ne seront pas inutiles et feront bien comprendre la genèse des cas nombreux que l'on observe depuis quelque temps dans cette merveilleuse habitation. Le palais de Mustapha-Supérieur, dit Palais d'Été, est construit sur la colline de Mustapha, bordant la route qui mène d'Alger à la colonne Voirol et dominant la mer. C'est l'ancien palais du Dey d'Alger, habité jadis par ce haut personnage et une suite nombreuse de spahis qui logeaient vraisemblablement, eux et leurs montures, dans le parc attenant à l'habitation. Aussi le public raconte-t-il que c'est là l'origine de la « pestilence » de ce séjour et aussi de la magnifique végétation qui a poussé depuis l'occupation. Le fumier humain et animal aurait donc conservé ses propriétés à travers les années.

Dans la commune de Mustapha, et plus spécialement à Mustapha-Supérieur, les égouts, comme je l'ai dit, sont fort incomplets. Dans le palais même un petit égout local va se jeter à la mer.

Les autres maisons de Mustapha-Supérieur sont absolument dépourvues d'égouts et n'ont que des fosses d'aisances notoirement insuffisantes. Le seul moyen de désinfection que les particuliers emploient consiste à répandre une terre finement pulvérisée sur les déjections, à l'aide d'un dispositif qui rappelle celui des chasses d'eau, mais ne lance que de la terre. Puis, tous les huit jours ou même tous les quinze jours, on enlève le contenu de la fosse, que l'on transporte plus ou moins régulièrement à la mer ou dans des terrains vagues pour les utiliser dans les travaux agricoles. Ces fosses sont loin d'être étanches, tout le monde le sait. Or, les maisons qui les recèlent sont situées en face du palais, à un niveau supérieur à celui-ci, puisqu'il s'agit de constructions en amphithéâtre. Elles sont séparées par la largeur de la route, c'est-à-dire par une quinzaine de mètres environ des bâtiments composant le palais; les infiltrations sont donc non seulement possibles, mais infiniment probables.

De plus, le caniveau de la route roule sans cesse des eaux sales et corrompues que répandent certains propriétaires riverains; ces eaux descendent vers le chemin du Grand-Hôtel pour entrer dans un canal non couvert à son extrémité, ce qui fait que le vent, s'y engouffrant, rejette les émanations jusqu'à la bouche-regard. Les vents du Sud et de l'Ouest poussent ces émanations vers le palais qui longe l'autre caniveau de la route.

Quant à l'eau potable, elle est fournie au palais à l'aide de citernes, de puits appelés norias en arabe.

A la fin de septembre 1898, des pluies torrentielles tombèrent, et c'est après ces pluies qu'éclata dans le palais du Gouverneur le cas dont je viens de parler.

Il est à remarquer que les enfants atteints avaient bu de l'eau minérale depuis leur arrivée de France (trois mois) et jamais l'eau des norias. Il est vrai de dire aussi qu'ils avaient fait souvent usage de crudités, telles que céleri, radis, artichauts, qui avaient été lavés à l'eau froide.

Le Dr Rouget, médecin militaire et bactériologiste distingué, qui fit à cette occasion l'analyse des eaux d'alimentation du palais, n'y rencontra pas le bacille d'Eberth, mais quelques espèces éberthiformes. Pour lui, l'origine de cette épidémie serait dans l'infection du sol; elle serait d'origine tellurique.

En somme, la cause de l'endémicité de la fièvre typhoïde à Mustapha réside surtout dans de mauvaises conditions hygiéniques (installation défectueuse des égouts) et aussi dans le fait que, tous les ans, il y a un mouvement considérable de population dans cette ville; tous les ans, un grand nombre d'hiverneurs, jeunes souvent, en pleine réceptivité morbide à l'égard de la fièvre typhoïde, viennent habiter les coteaux de Mustapha-Supérieur dont le sous-sol est fort humide dans les parties sous-jacentes au palais d'Été. Ces parties devraient donc être abandonnées au profit des régions plus élevées du Bois de Boulogne et de la colonne Voirol.

Mustapha occupe, parmi les 18 villes du graphique n° II, la troisième place à partir de la plus favorisée (rapport, 3,0 p. 10,000 h.).

La mortalité typhoïdique par rapport à la mortalité générale donne 9,5 p. 1000 décès (graphique n° III).

2. — SAINT-EUGÈNE

C'est une commune de 3.531 habitants, située au Nord d'Alger, à quelques kilomètres de cette ville, composée en grande partie de villas, moins aristocratiques que celle de Mustapha-Supérieur, habitées pendant l'été par des Algériens qui peuvent ainsi prendre facilement les bains de mer.

C'est sur le territoire de cette commune que sont construits les deux cimetières français et israélite.

La fièvre typhoïde sévissait autrefois avec intensité dans cette localité où elle est devenue rare et moins grave, depuis qu'à des puits imparfaitement étanches on a substitué une canalisation parfaite, en amenant des eaux artésiennes de la Pointe-Pescade. Ce fait m'a été affirmé par M. le professeur Moreau et par M. le Dr Caussidou, qui tous deux ont exercé pendant longtemps à Saint-Eugène.

Le voisinage des cimetières ne paraît guère influer sur la maladie.

3. — EL-BIAR

Charmant petit village, à 5 kilomètres environ d'Alger, à une altitude de 100 mètres, dont la population est de 2.818 habitants.

La fièvre typhoïde y serait rare, peu grave, l'eau y étant excellente. Le Dr Grellet est tenté d'attribuer tous les cas qu'il observe à des séjours plus ou moins prolongés à Alger, où l'eau laisse beaucoup plus à désirer.

4. — HUSSEIN-DEY

Commune de 3.762 habitants, à 7 kilomètres d'Alger. C'est à Hussein-Dey que chaque année les artilleurs d'Alger et même de Blidah ou de Médéah vont faire les écoles à feu. Ils en rapportent souvent la fièvre typhoïde, moins fréquemment aujourd'hui qu'il y a quelques années, alors qu'on employait dans le village une eau des plus suspectes. Aujourd'hui que l'on donne aux soldats l'eau du puits artésien de la place de l'Église (80 mètres de profondeur), les cas de fièvre typhoïde ont sensiblement diminué.

B. — MAISON-CARRÉE

Commune de 5.181 habitants, ravagée autrefois par les fièvres palustres. Aujourd'hui les environs ont été assainis par la culture intensive et par de belles plantations d'eucalyptus.

La fièvre typhoïde a sévi à plusieurs reprises dans cette agglomération. Ainsi en 1890, il y eut 11 cas et 4 décès, ce qui fait une mortalité élevée. Le médecin communal attribua cette épidémie au passage quotidien dans une des rues les plus peuplées du village des eaux-vannes de la prison départementale de l'Harrach, qui souillent à la fois l'atmosphère et les puits. Il signalait aussi l'existence dans ce village d'un marché aux bestiaux hebdomadaire des plus fréquentés et très mal entretenu.

III. — Blidah.

« La ville des roses », au milieu de forêts d'orangers et d'oliviers, laisse peu à désirer au point de vue de l'hygiène : les places et les rues sont bien construites, très aérées. Population, 35.000 habitants.

L'eau d'alimentation est excellente, constituant un vrai régal.

Cependant la fièvre typhoïde fait dans cette ville chaque année de nombreuses victimes. En 1890, on signale 36 cas et 18 décès; — en 1891, 16 décès; — en 1892, 24 décès; — en 1893, 40 décès; — en 1894, 42 décès; — en 1895, 11 décès; en 1896, 15 décès.

M. le Dr Marcailhou d'Aymeric (1) croit à l'influence de la surpopulation et du défaut d'hygiène chez les Arabes, dans la genèse et la diffusion de la fièvre typhoïde. Il incrimine particulièrement les puisards qu'on trouve presque dans chaque maison indigène, puisards où aboutissent toutes les ordures humaines et ménagères, et d'où s'échappent des infiltrations délétères dans le sol.

L'autorité militaire a accusé surtout l'eau de l'Oued-el-Kebir, destinée aux lavoirs, lavabos et abreuvoirs. La transmission de la maladie par les linges, les vêtements qu'on nettoie pourrait se comprendre.

(1) Marcailhou, Travaux du conseil d'hygiène du département d'Alger.

On a également incriminé l'infection du sol, parce qu'en 1891 une épidémie atteignit principalement le quartier bâti sur l'emplacement de l'ancien cimetière.

D'après les graphiques II et III nous voyons,

1º Que Blidah vient au 7º rang comme importance des décès typhoïdiques par rapport à 10.000 habitants en cinq ans; la proportion est de 16 à 5 pour 10,000 habitants ;

2º Qu'au point de vue du rapport entre la mortalité typhoïdique et la mortalité générale la ville occupe le 7º rang également des 18 villes considérées.

Cette mortalité typhoïdique ne subit guère d'acoups, de sursauts brusques, indiquant les épidémies. Il s'agit donc à Blidah d'une endémie grave.

IV. — Teniet-el-Haad.

Village situé à 1.145 mètres d'altitude, dans un col, faisant partie des contreforts des monts de l'Ouarsenis. Les montagnes qui l'environnent sont couvertes de neiges une partie de l'année, ce qui explique l'abondance et la qualité des eaux d'alimentation.

Le Dr Bérard, en réponse à mes questions, m'a donné les renseignements suivants concernant Teniet-el-Haad, et les centres environnants, Vialar, Bourbaki, Taza, Letourneux, Marbot, Pont du Caïd ; « Tous ces villages sont de création récente et alimentés par une eau excellente, venant des montagnes voisines. La fièvre typhoïde sévit pourtant dans ces villages et beaucoup d'individus atteints de cette maladie entrent à l'hôpital militaire de Teniet-el-Haad. A Taza, notamment, village bâti au sommet d'un cône tronqué très élevé, permettant l'écoulement des eaux ménagères, la maladie fait des ravages, même parmi les indigènes, qui ne seraient nullement réfractaires, d'après notre observation. »

Il faut dire, pour compléter ces renseignements, que, dans ces villages comme dans beaucoup d'autres d'Algérie, la fièvre typhoïde est ou était rare. Dans les premiers temps de l'importation, elle paraît sévir avec beaucoup plus d'intensité, être beaucoup plus grave que dans les villes, puis, au bout d'un certain temps, les cas deviennent plus bénins et s'il n'y a pas d'importation nouvelle, si l'hygiène continue à être excellente, le foyer peut même s'éteindre. Il se passe là, au point de vue importation, ce qui s'est passé dans l'exemple si souvent cité, classique, de la rougeole aux îles Feroë ou de la syphilis à Tahiti.

Quoi qu'il en soit, je crois qu'il était intéressant de mentionner ces faits de fièvre typhoïde de village. Ils éclairent un peu cette question si difficile de la fièvre typhoïde rurale.

V. — Milianah.

Milianah, à une altitude de 740 mètres dans les montagnes du Zaccar, d'où naissent des sources d'eau fraîche et pure, est bien construite, peu visitée par la fièvre typhoïde.

VI. — Médéah.

Ville de 5.563 habitants, à une altitude de 920 mètres, n'est favorisée ni sous le rapport des eaux d'alimentation, ni sous le rapport des égouts.

Les eaux du Nador (montagnes voisines) sont pures à leur origine, mais reçoivent après les pluies des eaux d'infiltration. Une analyse bactériologique (D' Vincent) faite en 1892 fit rencontrer par centimètre cube 2.200 colonies formées de germes vulgaires, dont quelques espèces, bacille fluorescent, liquéfiant, bacillus luteus putridus, qui sont les satellites habituels du bacille d'Eberth.

Les égouts sont des plus défectueux ; en octobre et novembre 1888, une épidémie assez sérieuse se déclara dans la garnison et dans la population civile. Or, à cette époque, les égouts sans pente, sans chasse, étaient engorgés par les matières fécales, les pluies ayant été fort rares pendant toute l'année.

En 1891, épidémie fort grave, coïncidant avec l'obstruction complète de l'égout latéral de l'hôpital et l'affouillement par les matières fécales du radier du grand égout longeant la rue de la Citadelle. On fit quelques modifications à cette canalisation, lesquelles ont consisté ; 1° dans l'entretien minutieux du

bassin d'eau potable ; 2° dans la reconstruction de l'égout provenant du quartier militaire auquel on a donné une plus grande
pente ; 3° dans le nettoyage d'un puisard situé au quartier militaire, puisard auquel on n'avait pas touché depuis 41 ans ;
4° enfin dans la démolition imposée de quarante vieilles masures
et leur remplacement par des constructions neuves.

VII. — Orléansville.

Commune de 11.132 habitants, exposée à des chaleurs
excessives en été et à des vents très violents en hiver. En effet,
en raison de sa situation en pleine vallée du Cheliff, qui est
orientée de l'Ouest à l'Est, voisine des hautes montagnes du
Sud (Ouarsenis) où la neige persiste une grande partie de
l'année, on s'explique facilement ces conditions météorologiques.

La fièvre typhoïde s'y montre avec intensité. Ainsi en 1891,
15 cas et 3 décès. — En 1892, 38 cas et 7 décès. Le Dr Bouteloup, médecin communal, paraissait alors admettre la contagion de la population civile par la population militaire.

En 1893, au Conseil d'hygiène d'Alger, M. Treille insistait
sur le danger qu'offraient, au point de vue propagation de la
dothiénentérie, ces bandes d'Arabes, chassés de leurs douars
par la misère et venant se réfugier dans les villes, à la suite
des mauvaises récoltes ; c'est surtout à Orléansville que le fait
se produisait.

VIII. — Laghouat.

Chef-lieu d'une commune de 4.009 habitants, à 716 mètres
d'altitude. Cette agglomération reçoit ses eaux de boisson soit
de la Seghia, soit de divers puits peu profonds. L'eau de la première origine est collectée par un barrage superficiel de l'Oued
Mzi, à 3 kilomètres au-dessus de Laghouat. Elle coule ensuite
dans un canal en maçonnerie à ciel ouvert et reçoit toutes sortes
d'immondices sur son parcours. Quant à l'eau des puits, l'analyse bactériologique en a démontré chaque fois la contamination
intensive ; le coli bacille y abondait.

A Laghouat, la fièvre typhoïde sévit avec intensité, mais

atteint surtout la population militaire, les civils étant, pour la plupart, indigènes ou européens, d'anciens habitants du pays, acclimatés de longue date.

IX. — Palestro.

Chef-lieu d'une commune de plein exercice, au centre de plusieurs villages, Thiers, Ben-Haroun, Beni-Hammam et ayant lui-même 1.200 habitants.

La fièvre typhoïde est fort rare dans ces petites agglomérations. Le D' Prengrueber qui exerce là depuis vingt ans, n'en a constaté que cinq cas, quatre à Thiers, un à Palestro.

Les quatre cas de Thiers ont été observés sur des jeunes gens d'une même famille venus avec leurs parents pour coloniser lors de la création de ce centre (1875). Trois de ces malades succombèrent à des hémorragies intestinales. Depuis, la fièvre typhoïde est inconnue à Thiers.

Le cas de Palestro avait trait à un adulte présentant une forme cérébro-spinale bien marquée, lequel cas est resté isolé.

En somme, tous ces cas ont été fort graves. Trois d'entre eux, mortels, se sont distingués par des hémorragies intenses; ils appartenaient peut-être à cette forme où le foie est surtout touché, forme que je dois décrire plus loin.

Comme les faits de Teniet-el-Haad, ceux-ci mettent bien en relief un coin de l'épidémiologie rurale; fièvre typhoïde rare à la campagne, mais grave généralement, susceptible de s'éteindre, en cas d'absence d'importation nouvelle, lorsque les conditions hygiéniques restent excellentes.

Pour le D' Prengrueber, l'immunité presque absolue des centres européens de Kabylie provient de ce qu'ils sont alimentés par des eaux de sources captées et canalisées dans des conduites en fonte bien étanches qui généralement furent construites même avant l'installation des premiers colons.

II. — DÉPARTEMENT DE CONSTANTINE

I. — Ville de Constantine.

C'est une ville de 52.000 habitants, dont la moitié sont mu-

sulmans, 5.000 sont israélites, 6.000 étrangers et le reste français. Elle est bâtie à 531-644 mètres d'altitude sur une presqu'île
contournée par l'O-Rummel et dominée par les hauteurs de
Mansoura et de Sidi-Mecid, dont la sépare une grande et profonde anfractuosité, abîme où coule le Rummel, qui vient de
recevoir le Bou-Merzoug.

Pendant longtemps, on crut à une véritable immunité de la
ville de Constantine pour la fièvre typhoïde. Il suffit de lire les
comptes rendus de l'état sanitaire des troupes d'Afrique pour se
rendre compte de cette impression, partagée par tous les médecins..... Depuis quelques années, il a fallu revenir sur l'opinion
première. D'après le graphique II, on voit que Constantine vient
au 4ᵉ rang, comme proportion des décès typhoïdiques par rapport à 10.000 habitants en 5 ans, après Bel-Abbès, Batna et
Tlemcen ; le chiffre obtenu est 24.8 pour 10.000.

Cette place est cependant usurpée, je me hâte de le dire, et
voici pourquoi : les années 1890, 1891 et 1892 se font remarquer
par leur mortalité typhoïdique considérable, surtout 1891.

En ce qui concerne le rapport de la mortalité typhoïdique
à la mortalité générale, Constantine occupe le 4ᵉ rang (avec
Bel-Abbès), la proportion étant de 65 pour 1000 décès (Graphique nᵒ III).

Voici d'ailleurs, année par année, pour la période 1887-1896,
la mortalité typhoïdique et la mortalité générale.

1887	1600 M. G.	12 M. T.
1888	1825	20
1889	2025	58
1890	2050	126
1891	1800	228
1892	1550	125
1893	1590	58
1894	1800	38
1895	1680	25
1896	1010	50

Le graphique nᵒ II est donc basé sur un trop petit nombre
d'années, mais il était impossible d'en prendre davantage, en
raison du manque de statistiques concernant la plupart des villes
en Algérie. Avec les réserves que j'indique, ce tableau est
cependant, à ce qu'il me semble, non dépourvu d'utilité.

Assez rare jusqu'en 1889, la fièvre typhoïde procède maintenant par épidémies, quelques-unes fort graves. On a remarqué qu'en 1889 une batterie près d'un cimetière arabe fut décimée par la maladie. On venait précisément de faire des travaux de canalisation dans la cour du quartier; la chambrée la plus proche des terrassements fournit à elle seule la moitié des malades. Cette chambrée était en outre très voisine de latrines maures qui dégagent en été des odeurs insupportables.

A l'hôpital de Constantine, on voit que les arabes atteints de dothiénentérie entrent dans une proportion plus forte qu'à l'hôpital de Mustapha (Alger). Le relevé suivant en fait foi (Bruch) :

Années	Entrants	Européens typhoïdiques	Musulmans typhoïdiques
1885	1148	20	1
1886	1430	22	5
1887	1848	23	1
1888	1345	14	1
1889	1420	15	7
1890	1486	22	3
1891	1754	21	2
1892	1927	24	»

En résumé, Constantine est assez favorisée sous le rapport de la fièvre typhoïde. En dehors des épidémies, qui peuvent être sérieuses, la mortalité typhoïdique est peu élevée.

Les conditions hygiéniques de la ville sont d'ailleurs bonnes. Les eaux d'égout et ménagères s'écoulent facilement sans arrêt, jusque dans l'Oued Rummel, grâce aux pentes abruptes du rocher de Constantine. Beaucoup de Constantinois sont d'anciens habitants du pays (arabes et israélites), acclimatés par conséquent.

La moyenne des températures est beaucoup moins élevée que dans les villes du littoral.

II. — Philippeville.

Située à deux kilomètres de l'embouchure du Saf-Saf, sur deux mamelons : l'Addouna à l'Est et le Bou-Iala à l'Ouest, séparés par un long ravin qui forme aujourd'hui la rue Nationale, elle est bornée par la mer au Nord, par la vallée du Saf-

Saf qu'elle domine à l'Est et au Sud, et par le ravin de Beni-Melok à l'Ouest. De création moderne, Philippeville ressemblerait tout à fait à une ville française sans une partie de sa population composée de Maltais, d'Italiens, d'Espagnols et d'indigènes.

Les conditions hygiéniques de la ville, meilleures qu'autrefois, laissent encore fort à désirer. En 1889, une épidémie de fièvre typhoïde éclate vers la fin de l'été qui avait été très chaud et très sec, et coïncide avec l'engorgement des égouts.

Dans cette épidémie et dans d'autres de moindre importance, c'est la partie basse de la ville qui fut la plus éprouvée. Cette partie reçoit les infiltrations provenant des égouts et aussi des plaines marécageuses du Saf-Saf.

Philippeville, dont la population est de 22.000 habitants (recensement de 1896), occupe le 4ᵉ rang (graphique nᵒ II) dans l'ordre des villes les plus épargnées. Elle est donc relativement épargnée par la maladie ; sur 10.000 habitants 6,5 personnes sont décédées de fièvre typhoïde en 5 ans.

Sous le rapport de la mortalité typhoïdique comparée à la mortalité générale, Philippeville vient au 7ᵉ rang. Proportion : 26 p. 1.000 décès (graphique nᵒ III). Par contre, nous savons qu'avant 1887 la ville était décimée par la maladie dans une proportion bien supérieure à celle indiquée. C'est que l'hygiène, tout en étant encore assez mauvaise, s'améliore progressivement.

III. — Sétif.

À 1096 mètres d'altitude, avec une population de 12.500 habitants, la ville de Sétif est bien construite, avec des rues larges et droites. Une source, qui jaillit au pied Sud de la citadelle romaine, alimente au moyen de trois canaux, les nombreuses fontaines de la ville, l'abreuvoir, le lavoir d'une eau pure et abondante qui va se perdre ensuite dans l'Oued-Bou-Sellam, après avoir arrosé la pépinière et les jardins à l'Ouest.

L'eau d'alimentation ne saurait être incriminée dans les épidémies qui sévissent parfois à Sétif.

Cette ville est la cinquième pour l'importance des décès typhoïdiques par rapport à la population (graphique II) proportion de 21,1 pour 10.000 habitants en cinq ans, et la troisième pour l'importance des décès typhoïdiques par rapport au nombre des décès en général : 80 pour 1.000 décès.

Comme à Constantine, la fièvre typhoïde est généralement rare et peu grave à Sétif, à moins d'importations produisant des épidémies. En 1891 et 1894, la ville fut éprouvée assez sérieusement. En 1891, il y eut 40 décès typhoïdiques sur 260 (mortalité générale); en 1894, il y eut 38 décès typhoïdiques sur 410.

Le rang qu'occupe Sétif dans les graphiques II et III n'est donc pas mérité, les mêmes remarques faites à propos de Constantine s'appliquant à cette ville.

IV. — Bougie.

La ville est bâtie sur le bord de la mer, sur le flanc Sud du Mont-Gouraia, à une altitude de 144 mètres. Sa population est de 13.400 habitants, arabes, israélites, étrangers et français. Comme l'indiquent les deux graphiques II et III, Bougie est privilégiée entre toutes les villes au point de vue de la fièvre typhoïde, qui y fait peu de victimes.

C'est que l'eau d'alimentation, venant de la montagne inhabitée voisine, est excellente, et que, d'autre part, la situation de la ville donne aux égouts une pente naturelle rapide, préservant ainsi le sol de l'infection. En outre la ville est construite sur les terrains primitifs, que la fièvre typhoïde n'aimerait pas, si l'on en croit certaines théories plus anciennes.

De 1889 à 1894, les décès typhoïdiques atteignirent le chiffre de 7, 8, 0, 1, 2, 3, et la proportion des décès, toujours en cinq ans, atteignit seulement 2,9 pour 10.000.

Rapport de la mortalité typhoïdique à la mortalité générale, 9 pour 1.000.

V. — Batna.

Cette ville est à l'entrée d'une plaine immense, arrosée par de nombreuses sources, malheureusement très sujette à la sécheresse, sous un climat exposé à de grands froids et à des chaleurs excessives. La population est de 6.200 habitants.

Les rues sont larges, coupées à angle droit. Les maisons n'ont généralement qu'un rez-de-chaussée.

De 1890 à 1894, la fièvre typhoïde a causé peu de décès à Batna : 10, 14, 18, 6, 26 décès par année, alors que la mortalité générale était exprimée par les chiffres de 18, 22, 11, 18, 32.

Proportion des décès par 10.000 hab. en 5 ans = 25, 1 ; c'est un chiffre élevé qui place Batna après Sidi-Bel-Abbès — (25,0), et avant Tlemcen (25).

La fièvre typhoïde a augmenté de fréquence et de gravité depuis une vingtaine de mois environ. Il faut incriminer les souillures de l'eau potable. En effet, il est à remarquer que les rues les plus éprouvées sont celles de Sétif, d'Alger et du Camp, alimentées par la prise d'eau qui se trouve sous le terrain de manœuvres.

Au contraire, les rues Négrier, de Bône, etc., qui emploient les eaux du puits artésien ont été absolument indemnes.

L'eau du terrain de manœuvres a son origine dans des drains situés à moins de deux mètres au-dessous de la surface du sol. Le puits artésien se trouve situé assez loin de là (500 mètres) ; sa profondeur est de 107 mètres ; l'eau est irréprochable.

Il n'y a pas d'égouts à Batna, mais seulement des fosses fixes, ce qui explique la souillure facile des eaux d'alimentation.

VI. — Tébessa.

A quatre-vingt-onze kilomètres de Constantine, Tébessa commande les vallées qui descendent dans le Sahara tunisien et dans le Sud de la province de Constantine. Sa population est de 4.630 habitants.

Le climat est tempéré et rappelle celui de l'Europe Méditerranéenne ; les eaux sont bonnes et abondantes, la principale fontaine donnant 2.000 litres par minute.

A 150 mètres Sud de la Casbah, commence le conduit de 1m.30, déblayé sur une longueur de 308 mètres, et amenant les eaux de l'Ain-Chela, dont le débit est de 50 à 60 litres à la minute.

La fièvre typhoïde se montre peu fréquente et peu grave dans la ville. Cela tient sans doute à l'adduction parfaite des eaux grâce à des travaux qui ont consisté simplement à restaurer les anciens aqueducs romains, celui de l'Ain-El-Bled entre autres.

VII. — Bône.

Bône s'élève au pied de l'Edough, massif montagneux, fortement raviné, avec des sources abondantes. Sa population est de 34.000 âmes.

On distingue deux villes, l'ancienne et la nouvelle, séparées par le Cours National, que la mer borde à l'Est et au Sud.

La ville est pourvue d'eaux fraîches et abondantes, captées sur les versants du mont Edough et emmagasinées dans deux châteaux d'eau situés l'un à côté du collège, sur le point culminant de la ville, l'autre sur les Santons, non loin du nouvel hôpital civil.

Le paludisme fait encore des ravages dans les environs de Bône, et jusque dans le quartier de la Colonne. Il n'est pas rare d'observer dans ce quartier des cas de typho-malarienne. La vallée de la Seybouse est toujours malsaine, toujours marécageuse, en dépit des améliorations qui ont été faites.

Proportion des décès typhoïdiques par rapport à la population en 5 ans : 15, 1 p. 10.000 hab., ce qui met Bône au 8e rang, dans l'ordre des villes les plus éprouvées.

Proportion des décès typhoïdiques par rapport aux décès généraux : 50,5 p. 1000.

La courbe de la mortalité typhoïdique est assez irrégulière. Voici les chiffres.

Années.	Mortalité générale.	Mortalité typhoïdique.
1887	830	22
1888	800	30
1889	1020	38
1890	1000	48
1891	1090	63
1892	920	18
1893	880	42
1894	860	45
1895	800	12
1896	850	40

Il faut en conclure que la fièvre typhoïde existe à l'état endémique et souvent épidémique dans la ville de Bône.

VIII. — Guelma.

A 244 mètres d'altitude, à 2 kilomètres Sud de la rive droite de la Seybouse et du Djebel Mahouna, dans une plaine sans grands accidents de terrain qui descend en glacis doux, depuis les dernières limites inférieures de cette montagne jusqu'à la rivière.

La populuaion est de 6.000 habitants.

La ville est bien construite; l'eau est excellente. Aussi la fièvre typhoïde y fait-elle peu de victimes : pour 10.000 habitants 7, 5 sont morts en 5 ans de cette maladie (graphique II).

Donc Guelma vient après Philippeville et Relizane dans l'ordre des villes les plus favorisées dont Bougie tient la tête. Cette ville occupe donc le 6ᵉ rang.

Proportion des décès typhoïdiques par rapport à la mortalité graphique générale : 37, 5 par 1000 décès (nᵒ III).

IX. — Soukharas.

Ville de 5.000 âmes, sur un petit plateau mamelonné, à 700 mètres d'altitude. Les cours d'eau sont très abondants; le climat est des plus salubres.

Soukharas est, après Bougie, la ville la moins touchée par la fièvre typhoïde (graphiques II et III.)

Mortalité par rapport à la population (1890-1894): 2 à 9 par 10.000 hab.

Mortalité typhoïdique par rapport à la mortalité générale: 10 pour 1.000 décès (après Bougie et Mustapha).

Cette situation privilégiée tient probablement à l'abondance, à la pureté des eaux d'alimentation, et aussi à des conditions cosmiques rapprochant cette ville des villes de France (température peu élevée, humidité peu prononcée).

III. — DÉPARTEMENT D'ORAN

I. — Ville d'Oran.

Oran a une population de 77.000 âmes : la ville est construite au fond d'une baie.

C'est surtout la vieille ville, la ville espagnole, qui est éprouvée par la fièvre typhoïde, en raison des mauvaises conditions hygiéniques dans lesquelles vivent les ouvriers et les petits industriels de ce quartier.

Oran vient au 6ᵉ rang en partant de la ville la plus touchée (Sidi-Bel-Abbès), en ce qui concerne le nombre des décès typhoïdiques par rapport à la population. On obtient la proportion de 18, 0 p. 10.000 hab. (graphique II).

Proportion de la mortalité typhoïdique par rapport à la mortalité générale : 58 p. 1000 décès (graphique III).

La cause de la mortalité typhoïdique indique que la maladie existe dans la ville à l'état endémique et qu'elle est parfois susceptible de revêtir une allure épidémique fort sérieuse, en 1891 par exemple.

Voici d'ailleurs quelques données numériques :

Années.	Mortalité générale.	Mortalité typhoïdique.
1887	2000	100
1888	3000	60
1889	1080	65
1890	2130	135
1891	2500	350
1892	2200	65
1893	2300	55
1894	2200	60
1895	1650	35
1896	1070	64

Oran est la ville des épidémies par excellence : la variole, la diphtérie, qui fournissent tous les ans des chiffres assez élevés de décès, sont susceptibles de sévir épidémiquement sur la population ouvrière, française et surtout espagnole. La fièvre typhoïdique, comme je viens de le montrer, y fait beaucoup de victimes.

L'eau d'alimentation est très bonne; les égouts sont médiocres, mais les conditions hygiéniques individuelles de beaucoup d'Oranais sont absolument déplorables, et l'encombrement, le surmenage, la mauvaise nourriture jouent ici leur rôle de causes prédisposantes à l'infection typhoïdique.

II. — Sidi-Bel-Abbès.

A 475 mètres d'altitude, au centre d'une vaste et belle plaine arrosée par l'Oued Mekerra, au S.-E. du Djebel Tessalah; la population est de 20.000 âmes. Les Espagnols, en grand nombre, habitent généralement les faubourgs.

Cette ville a toujours été renommée pour la fréquence et la gravité des cas de dothiénentérie.

La maladie y est endémique, mais affecte parfois des allures épidémiques, qui augmentent singulièrement la hauteur de la courbe de la mortalité typhoïdique. Les graphiques II et III montrent fort bien l'importance de l'endémicité et de l'épidémicité de la fièvre typhoïde à Sidi-Bel-Abbès.

Sidi-Bel-Abbès est donc la ville d'Algérie qui occupe le premier rang, au point de vue du taux élevé des décès typhoïdiques par rapport à la population : 28, 9 pour 10.000.

On voit que cette ville est au-dessus, sous ce rapport, de Batna, de Tlemcen, de Constantine notamment.

La proportion des décès typhoïdiques par rapport à la mortalité générale est de 68 pour 1000 décès (même proportion que Constantine).

C'est surtout à l'état endémique que sévit la fièvre typhoïdique à Sidi-Bel-Abbès, circonstance des plus fâcheuses assurément.

Il n'est pas douteux que les causes commandant les cas de dothiénentérie dans cette ville sont surtout imputables aux mauvaises conditions hygiéniques. En particulier, les eaux d'alimentation proviennent de puits contaminés par le voisinage des fosses fixes insuffisamment étanches.

En outre, Sidi-Bel-Abbès possède une garnison importante, qui peut fort bien contribuer à infecter le sol. Aussi certains médecins ont-ils pu dire que là, la fièvre typhoïde avait une origine à la fois hydrique et tellurique.

L'administration s'est enfin émue d'un pareil état de choses, surtout à la suite d'analyses bactériologiques qui démontrèrent la présence dans l'eau non du Bacille d'Eberth, mais d'espèces voisines. On a fait récemment de grands travaux d'adduction d'eau, on s'est efforcé de réaliser dans les meilleures conditions possibles le système du tout à l'égout; mais comme ces travaux ne sont pas encore terminés, comme notamment les habitations particulières ne sont pas encore branchées, on ne peut encore juger les résultats. Nul doute que la ville de Sidi-Bel-Abbès n'en retire bientôt de grands avantages.

A Daya, petit village sis à 81 kilomètres de Sidi-Bel-Abbès, à 1.278 mètres d'altitude, on observa, en 1890, une épidémie assez sérieuse de fièvre appelée typho-palustre par les médecins militaires, mais qui pourrait bien avoir été une forme anormale de fièvre typhoïde.

La maladie commençait brusquement, présentait des rémissions notables le matin, parfois de l'apyrexie ; le sulfate de quinine était sans action. A l'autopsie on rencontrait des plaques de Peyer ulcérées. L'eau consommée provenait de puits fermés non contaminés; mais on ne peut les innocenter complètement, puisque toutes les eaux de puits sont suspectes.

III. — Tlemcen.

Bâtie sur un plateau au pied des rochers presque à pic de Lella-Setti (1.016 mètres) qui la dominent au Sud, à une altitude de 800 mètres, la ville de Tlemcen est bien construite, avec des rues tirées au cordeau, dans sa partie européenne du moins.

La fièvre typhoïde a atteint Tlemcen dans la proportion de 23,1 pour 10.000 habitants en 8 ans (graphique II), la ville contenant 3.300 habitants de races diverses.

Rapport de la mortalité typhoïdique à la mortalité générale : 1.000 décès généraux (graphique III).

La maladie est endémique à Tlemcen ; quelques épidémies éclatent parfois, notamment en 1803.

Cette année-là, une épidémie qui se jeta avec violence sur le quartier militaire d'Isly permit d'incriminer l'eau d'alimentation. En effet ce quartier est alimenté par la source dite du Kherlet, qui est captée à 450 mètres environ. Sur ce trajet, à 200 mètres de la source, au point où se fait le partage des eaux entre le quartier de cavalerie et la ville, il a été établi un regard ; ce regard est en contre-bas du sol, à proximité du marché et d'une piste très fréquentée. En ce point même, une dépression reçoit les eaux pluviales du sol environnant, toujours riche en déjections et même en matières fécales. Cette source du Kherlet n'est pas exclusivement réservée au quartier de cavalerie. Elle alimente encore quelques maisons de la ville et précisément des cas de fièvre typhoïde se déclarèrent dans ces maisons en même temps qu'au quartier d'Isly.

D'après le Dr Bernard, résidant à Tlemcen, la fièvre typhoïde endémique dans cette ville revêtirait un caractère endémique généralement pendant l'été ou l'automne. Elle semblerait s'accroître après une période de sécheresse ayant succédé à des pluies. C'est surtout pendant l'épidémie de l'automne 1895, que cette cause d'augmentation aurait paru évidente.

IV. — Nemours.

Près de la frontière du Maroc, petite ville assez bien construite. La population se compose en grande partie de Juifs et d'Espagnols, absolument réfractaires aux règles les plus élémentaires de l'hygiène.

En 1890 éclata une épidémie grave de dothiénentérie parmi cette population. L'eau d'alimentation, qui est une eau de source bien captée et bien conduite, ne peut être incriminée. Des égouts, de pente insuffisante, ne se jettent pas à la mer, mais vont se déverser à 41 mètres de la plage dans un oued qui, sec en été, n'est même pas recouvert.

D'ailleurs il n'y a pas de cabinets dans les maisons civiles (les établissements militaires seuls en sont pourvus). Aussi les habitants vont jeter sur la plage les ordures et les détritus de toutes sortes. La plage et tous les recoins un peu retirés servent de cabinets publics.

A Nemours, il semblerait donc que la fièvre typhoïde ait une origine tellurique.

V. — Mascara.

Ville de 16.000 habitants, à 585 mètres d'altitude, sur le versant sud de Djebel Beni-Chougran, a des places et des rues bien percées.

Quatre fontaines, alimentées par l'oued Toudman, donnent de l'eau aux différents quartiers. Deux sources donnent naissance à cette eau d'alimentation; la source haute, dite du Sidi-Dako, très pure, irréprochable; la source basse, située dans un ravin, exposée par sa situation même à être polluée, a été accusée d'avoir produit en 1890 une épidémie dans la caserne du 6e régiment de chasseurs, et de fait, jusqu'à cette époque, la fièvre typhoïde avait été rare dans ce quartier où elle faisait son apparition juste au moment où, au lieu de donner l'eau de la source haute comme par le passé, on entreprenait de distribuer aux chasseurs l'eau de la source basse.

D'une façon générale d'ailleurs, Mascara est pauvre en eau. L'emploi de gargoulettes qui retiennent dans leurs pores les impuretés de l'eau est certainement nuisible, car ces impuretés s'accumulent et arrivent à forcer les pores pour pénétrer dans le récipient et le souiller.

Les égouts sont fort défectueux; dans le faubourg Bab-Ali, il n'en existe aucun, et les matières des fosses d'aisances se déversent à ciel ouvert dans les rues.

Malgré les conditions hygiéniques défectueuses, Mascara doit être mis à côté d'Alger, au point de vue de la proportion des décès typhoïdiques par rapport à la population : 0,5 pour 10.000.

Proportion des décès typhoïdiques et des décès généraux : 23 décès typhoïdiques sur 1.000 décès généraux.

Les épidémies sont rares ou ont été rares pendant la période 1880-1894. La courbe de la mortalité typhoïdique est fort régulière, alors que la courbe de la mortalité générale présente des ressauts brusques (en 1880 et 1893 notamment), ce qui est dû à des épidémies de variole très sérieuses.

VI. — Saïda.

Commune de 5.432 habitants, peuplée en grande partie d'Espagnols. La fièvre typhoïde règne toujours, plus ou moins grave dans cette ville. L'origine hydrique paraît démontrée. En effet la garnison et la ville sont alimentées par la source d'Aïn-Sultan. Cette source, très abondante, mais d'un débit assez variable, fournit en moyenne 70 à 80 litres à la seconde. Elle est captée à son émergence, à un kilomètre environ au Sud-Est de la redoute, au pied d'un plateau rocheux très élevé, où de prime abord elle semble à l'abri de toute souillure.

Mais le plateau dit de Hassannah est un plateau fort étendu, très habité et formé de couches dolomitiques superposées, recouvertes d'une couche de sable argileux et jaunâtre, très mince ; il présente des failles nombreuses, fissures par lesquelles les eaux de la surface s'infiltrent facilement et vont se mélanger à la nappe souterraine. Après la fonte des neiges et même après la moindre des pluies, l'eau de la source se trouble et reste boueuse pendant quelques jours.

En outre les rues de Saïda sont mal pavées, les égouts insuffisants.

VII. — Mostaganem.

Ville de 17.000 habitants, située sur un plateau (85 mètres) à un kilomètre de la mer.

La ville comprend deux quartiers distincts : la ville proprement dite, à l'Ouest, et Matmore à l'Est, séparés tous deux par le ravin de l'Aïn Sefra, ruisseau qui ne roule pas moins de 150 litres par seconde.

Proportion des décès typhoïdiques par rapport à la population : 11,2 pour 10.000 habitants.

Proportion des décès typhoïdiques par rapport aux décès généraux : 23 p. 1.000.

La courbe de la mortalité typhoïdique par rapport à la mortalité générale est assez irrégulière. C'est que la maladie est à la fois endémique et épidémique à Mostaganem.

L'eau d'alimentation paraît être souillée par les infiltrations des égouts ; de plus la ville reçoit constamment des jeunes Espagnols, en pleine réceptivité morbide vis-à-vis du processus eberthien, qui viennent chercher fortune et sont souvent fortement atteints par la fièvre typhoïde.

VIII. — Saint-Denis-du-Sig.

Village assez important, assez touché par la fièvre typhoïde 7,0 décès par 10.000 habitants en 8 ans, malgré son eau abondante et pure, ses places et ses rues bien percées.

La maladie y est endémique ce qui tient à ce que des importations fréquentes, continuelles, se font du germe infectieux dans l'agglomération du Sig. Ce village est en effet le siège d'un marché important où affluent chaque dimanche Arabes et Européens. De plus, dans l'étiologie, il faut faire une part à la défectuosité des fosses fixes dont usent les habitants.

IX. — Tiaret.

Petite ville située à 1.083 mètres d'altitude, habitée par des Européens, des Juifs et des Mozabites. La fièvre typhoïde y est assez rare. En 1800 elle fit une apparition, surtout dans la population militaire.

Ce sont les latrines à fosses fixes qu'on incrimina.

L'eau d'alimentation en effet est irréprochable. C'est une eau de source captée à 600, à 800 et à 200 mètres du fort, et amenée dans des tuyaux en fonte enfoncés à 0 m. 88 dans presque tout son parcours, sauf en trois points qui correspondent aux canaux de distribution.

X. — Relizane.

Centre important, marché fréquenté tous les huit jours, dans la même région que Saint-Denis-du-Sig et offrant avec ce dernier village plusieurs points de contact. Tout d'abord la contamination de ce centre paraît se faire à l'aide du grand mouvement hebdomadaire créé par le marché : ensuite la maladie a les caractères d'une endémie assez sérieuse.

L'eau d'alimentation est bonne : les égouts font défaut, et les fosses fixes sont en mauvais état.

IV. — LA FIÈVRE TYPHOÏDE SUIVANT LES NATIONALITÉS (1)

(EN PARTICULIER CHEZ LES ARABES)

Cette question mérite certes quelques développements au point de vue colonisation d'abord, puisqu'elle envisage les divers peuples qui se coudoient en Algérie dans leur résistance plus ou moins grande à la fièvre typhoïde, au point de vue biologique général ensuite, puisqu'elle a pour effet de mettre en cause le grand problème de l'immunité et de la réceptivité morbides.

La fièvre typhoïde chez les Arabes d'Algérie a été l'objet de nombreux travaux ; mais la question a pris surtout de l'intérêt quand certains auteurs vinrent soutenir la théorie de l'immunité presque absolue des Arabes à l'égard de cette maladie.

Une telle conception n'était pourtant pas nouvelle : Boudin (2) disait déjà en 1852 : « En Algérie, la fièvre typhoïde n'atteint ni les indigènes, ni les étrangers fixés dans le pays depuis quelque temps » et proclamait l'antagonisme de la fièvre typhoïde et du paludisme, affection à laquelle les Arabes paient un large tribut.

Les médecins militaires et successeurs de Boudin ne professèrent pas la même opinion, tant s'en faut. M. Frison (3), décrivant l'épidémie de Ténès (1880), qui frappa surtout des enfants : « Il paraît que les Arabes eux-mêmes dans leurs tribus n'auraient pas été épargnés. De nombreux et rapides décès eurent lieu parmi eux à l'époque où la fièvre typhoïde régnait à Ténès et le récit des symptômes que les Arabes ont présentés pendant leur maladie et au moment de leur mort permet de penser qu'ils ont succombé à la fièvre typhoïde ; mais aucune autopsie n'a été faite. »

(1) Tout ce qui a trait à la fièvre typhoïde chez les Arabes a été fait en collaboration avec M. le Dr Busquet, médecin major, chef du laboratoire de bactériologie de l'hôpital du Dey, et a déjà paru dans le *Bull. médical* (27 janvier 1900).

(2) Boudin, *Rec. des mém. de méd. milit.*, 1852, 2e série, tomes IV et XIV.

(3) Frison, *Recueil des Mém. des méd. milit.*, 1807, tome XVIII, p. 433.

MM. Arnould et Kelsch, dans un important mémoire (1), nous disent : « Pour compléter l'analogie entre la fièvre typhoïde observée en France et en Algérie, les formes ébauchées du typhus abdominal, auxquelles convient plus ou moins le nom de typhus abortif, se rencontrent communément dans la population civile et la garnison, sans excepter les indigènes. » Sur 20 malades, dont les observations sont rapportées par ces deux auteurs, 18 sont Français et deux indigènes.

En 1881, le médecin major Sorel (2) posait d'une façon très claire et très précise les données du problème, en se demandant si les indigènes étaient réfractaires par aptitude originelle. « La fièvre typhoïde, concluait-il, n'épargne pas les soldats indigènes, mais ceux-ci paient un léger tribut à la maladie. »

Georges Homolle (3) fait remarquer que la fièvre typhoïde existe sur la côte orientale de l'Arabie, mais qu'elle paraît inconnue parmi les peuplades du plateau central. Ce fait tiendrait, d'après lui, à ce que les populations indigènes de l'Afrique sont réfractaires à la maladie.

M. Longuet, médecin major (4), émet également une opinion très catégorique sur l'immunité presque absolue de nos soldats indigènes à l'égard de la fièvre typhoïde, celle-ci étant une maladie « du sol latin et de race latine ». Beaucoup de médecins d'Alger, surpris de ne pas voir plus fréquemment des Arabes atteints de dothiénentérie dans les hôpitaux, en avaient conclu que ces indigènes étaient à peu près réfractaires à cette maladie. M. le professeur A. Cochez (5) déclarait que la fièvre typhoïde « n'aime pas les Arabes ». M. le professeur Sézary était du même avis.

C'est cette opinion que nous trouvons reproduite et développée par un de leurs élèves, E. Bruch (6)

Analysons rapidement ce travail :

A l'hôpital de Mustapha, Bruch a constaté que la morbidité

---

(1) Arnould et Kelsch, *Recueil de Mém. de méd. milit.*, 1868, tome XX, p. 20.
(2) Sorel *Société médicale des Hôpitaux de Paris.*
(3) Homolle, *Dictionnaire de Jaccoud*, article *Typhoïde (fièvre)*.
(4) Longuet, *Semaine médicale*, 1892.
(5) Cochez, *Bulletin médical de l'Algérie*, 1889 et 1890.
(6) Bruch, thèse de Montpellier, 1893.

typhoïdique était pour les Européens de 2.35 0/0 et pour les indigènes de 0,13 p. 100.

A l'hôpital de Constantine, la morbidité typhoïdique a été pour les Européens de 1,85 p. 100, pour les indigènes de 0,65 p. 100.

Bruch s'attache aussi à démontrer que les jeunes enfants (clinique de Pédiatrie de l'hôpital de Mustapha) ne sont pas plus atteints de fièvre typhoïde que les adultes.

Puis il cite les opinions de quelques médecins militaires. M. Ruott, aide-major à Bougie, avait constaté que, sur 400 indigènes, il n'y avait eu que 3 cas de fièvre typhoïde, soit 0.75 p.100.

M. Chevassu, à Blidah, avait compté seulement 7 cas sur 750 indigènes, soit 0,05 p. 100.

M. Peyrot, à Boghar, avait observé 7 cas de fièvre typhoïde survenus chez les tirailleurs. Il concluait que la race arabe jouit d'une immunité relative et qu'elle oppose une résistance particulièrement efficace au poison typhique.

Disons qu'avec une justesse d'observation remarquable et un très grand sens clinique, M. Peyrot ajoutait : « Il n'est pas téméraire d'avancer que beaucoup de tirailleurs ont fait leur fièvre typhoïde sans interrompre leur service. »

Enfin Bruch mentionne aussi l'opinion de Czernicki, médecin major, qui a constaté l'immunité presque absolue des tirailleurs indigènes, presque, car un tirailleur pour 10.000 hommes présents est atteint, tandis que, pour les autres militaires, le chiffre oscille entre 20 et 60. D'après Czernicki, l'immunité presque absolue des tirailleurs est due aux heureux effets de l'acclimatement, de l'assuétude aux choses du pays et aux privilèges de la race. »

Les médecins de colonisation, dans une enquête faite par l'auteur de la thèse en question, certifièrent presque tous d'un commun accord n'avoir jamais observé des cas de fièvre typhoïde parmi les indigènes.

Des réponses qui lui furent adressées par les médecins de l'oued Fodda, de Marengo, de Mouzaïaville, de Palestro, de Douéra, de Dra-el-Mizan, de Tenès, de Cheragas, de Guyotville, de l'Arba, on pouvait conclure à l'absence absolue de la fièvre typhoïde dans le milieu arabe.

Déjà à cette époque cependant, deux ou trois médecins de

l'intérieur, répondant au questionnaire de Bruch, lui affirmèrent, contrairement à leurs collègues, « avoir vu très fréquemment la fièvre typhoïde sévir parmi les indigènes » ; mais leur opinion ne fut pas partagée par l'auteur.

En résumé, l'auteur admet que la fièvre typhoïde est une curiosité chez les Arabes, et que si par hasard ces derniers contractent la maladie, celle-ci affecterait des allures différentes du type classique, notamment une forme spéciale décrite par M. H. Vincent sous le nom de *strepto-typhique*, due à l'association du streptocoque et du bacille d'Eberth.

D'ailleurs Bruch ne sait pas trop à quoi attribuer cette quasi-immunité des Arabes : il n'ose invoquer la race, puisque les juifs, sémites comme les premiers, sont plus ostensiblement touchés que les Arabes par la fièvre typhoïde.

Le problème est donc loin d'être résolu et de plus en plus à l'ordre du jour pour les praticiens qui exercent en Algérie.

M. Vincent, professeur agrégé au Val-de-Grâce (1), constatant que les tirailleurs étaient cent fois moins touchés par la fièvre typhoïde que les autres soldats, eut l'ingénieuse idée de prendre 23 indigènes au hasard et de chercher chez eux la séro-réaction ; il obtient un résultat négatif pour tous les cas, et il en conclut que les Arabes étaient immunisés contre la maladie, grâce à un privilège analogue à celui qu'ont les races créoles à l'égard de la fièvre jaune, à celui qu'ont les moutons algériens à l'égard de la bactéridie charbonneuse.

M. Lebon (2) apporte quelques observations de fièvre typhoïde chez les Arabes et déclare avec Arnould (3) que la maladie n'épargne nullement les indigènes, que sa rareté n'est qu'apparente et que l'immunité dont ils semblent jouir est acquise, suivant les règles biologiques, c'est-à-dire par une première atteinte de la maladie et non par une immunité mystérieuse, l'immunité de la race.

Très désireux de contribuer, dans la limite de nos moyens, à la solution du problème, nous avons fait une enquête appro-

(1) Vincent, Note présentée à l'Académie de Médecine par M. Kelsch, 16 mars 1898.
(2) Lebon, *Arch. de méd. et de pharm. militaires*, mars 1897, p. 213.
(3) Arnould, *Diction. de Dechambre*, 1880.

fondie, dont les résultats nous ont paru assez intéressants pour mériter d'être relatés.

Du côté des médecins de colonisation, les renseignements sont quelque peu contradictoires. Beaucoup nous ont dit : « Nous ne soignons pas les Arabes, et il est bien possible que la fièvre typhoïde existe chez eux sans que nous nous en doutions.

« Appelés dans un douar, nous voyons souvent un indigène en proie à une fièvre intense, présentant quelques autres symptômes plus ou moins vagues, et nous concluons généralement à du paludisme ; si notre médication, la plupart du temps quinique, n'a pas réussi du premier coup, nous ne sommes pas rappelés et le malade soigné par son tébib, son sorcier, meurt ou guérit sans que nous le sachions. »

Le Dr Grellet (d'El-Biar) s'élève avec force contre la prétendue immunité des indigènes (communication inédite).

« Les médecins arabes que j'ai consultés, dit-il, ne font aucune différence au sujet de la fièvre typhoïde, entre leurs coreligionnaires et les chrétiens. Les Arabes auraient même un mot particulier pour désigner cette maladie.

« Les médecins français sont souvent assez mal renseignés sur ce qui se passe dans les familles musulmanes. »

M. Grellet termine par ces réflexions : « Il est bien difficile de concevoir comment a pu naître l'idée d'une pareille immunité. Pour des races pures, certaines immunités sont possibles ; mais en réalité les indigènes musulmans de la région d'Alger forment tout le contraire d'une race pure. Sans parler des premiers habitants du sol, des constructeurs de dolmens, nous voyons aux Libyens, aux Berbères, s'ajouter des Phéniciens, des Romains, des Byzantins, des Vandales, des Arabes, des Turcs, des esclaves, des renégats, des aventuriers de toute nation, auxquels il faut ajouter les femmes et les captives importées pour les harems. Existe-t-il sur la terre un sang plus mêlé, un peuple formé d'éléments plus divers? Les Arabes sont sémites au même titre que les Juifs et les Maltais, et personne ne contestera que ces derniers puissent être atteints de la dothiénentérie. »

Que donne l'examen des statistiques tant civiles que militaires? Pour ces dernières, prenons les chiffres indiqués par Lebon (1). Il nous dit que, pendant une période de 57 ans (1841 à 1898), il a été relevé à l'hôpital militaire de Mascara, sur un total de 408 décès par fièvre typhoïde, 25 décès indigènes seulement ; à l'hôpital militaire de Mostaganem, sur 608 décès 49 décès indigènes, soit une mortalité de 6,02 p. 100 pour le premier hôpital ; de 7,5 p. 100 pour le second, chiffres de mortalité qui indiquent que la morbidité a dû être assez élevée.

En ce qui concerne les statistiques civiles, nous avons pris les chiffres de mortalité typhoïdique, dans la ville d'Alger, pendant une période de 13 années (1884-1896), et nous avons trouvé que les Musulmans étaient morts dans la proportion de 6 p. 10.000 habitants, les Israélites dans la proportion de 8 p. 10.000, les Français dans la proportion de 9,4 p. 10.000 et les Européens autres que les Français dans la proportion de 12 p. 10.000.

Les chiffres précédents indiquent qu'évidemment les Arabes meurent moins que les autres de fièvre typhoïde, d'autre part, qu'il ne s'agit pas à coup sûr d'une immunité de race : en effet, si les Juifs, sémites comme les Arabes, paraissent plus touchés que ceux-ci et moins que les Français et les Européens, il ne faut pas dire que la race sémite est réfractaire à la maladie, car les Maltais, sémites eux aussi, ne sont nullement épargnés. Les Kabyles, d'origine berbère, jouissent d'une immunité relative comparable à celle dont jouissent les Arabes.

Nous avons d'ailleurs observé dans nos services respectifs six cas de fièvre typhoïde chez les Arabes, avec des agglutinations variant du 1/50ᵉ au 1/850ᵉ ; ces observations sont relatées à la fin du présent travail.

Il s'agirait donc d'une immunité tout à fait relative, acquise grâce à une atteinte antérieure probablement.

Des faits de deux ordres militent en faveur d'une telle opinion : des faits d'ordre expérimental, des faits d'ordre clinique.

Parmi les premiers, nous pouvons citer les résultats intéressants communiqués déjà à la Société de Biologie (2) et que nous avons obtenus en cherchant la séro-réaction avec le sang de 60 Arabes de tous les âges, pris au hasard dans les écoles, dans les hôpitaux, dans les familles.

(1) Lebon, article cité.
(2) Crespin, *Société de Biologie*. Décembre 1899.

Sur ces 60 examens, 20 furent positifs, soit le 1/3 : l'agglutination chez ces Arabes était généralement légère, variant du 1/25e au 1/50e ; quant aux âges, nous n'avons rien à en dire de précis, car le phénomène de Widal ne s'observa pas avec plus de prédilection dans une période de la vie que dans une autre.

Dans les 6 cas qui évoluèrent sous nos yeux, le taux de l'agglutination fut beaucoup plus élevé et varia de 1/50 à 1/850.

Ces résultats ne concordent guère avec ceux cités plus haut, en particulier avec ceux de M. Lebon. Ce dernier, sur 13 examens, n'obtint qu'une agglutination, soit 7, 6 p. 100.

Ils se rapprochent par contre des résultats de Frayer (1), médecin anglais qui, examinant le sang de 21 indigènes aux Indes, trouva 16 séro-réactions positives, soit 76, 19 p. 100.

Les faits d'ordre clinique sont aussi démonstratifs, et quand Bruck, à l'aide des chiffres empruntés au service des enfants à l'hôpital de Mustapha, déclare que les petits Arabes qui entrent dans ce service ne sont pas souvent atteints de fièvre typhoïde, nous pouvons lui objecter que ces chiffres sont insuffisants, étant donné que la Clinique de Pédiatrie de l'hôpital de Mustapha est une clinique surtout chirurgicale ; les affections médicales y sont trop peu nombreuses pour servir de base à une statistique.

A ces chiffres d'ailleurs, nous en opposerons d'autres : ainsi le Dr Bertherand (2) donne les chiffres suivants, concernant la mortalité des indigènes de 0 à 2 ans comparée à celle des Espagnols, des Maltais, des Italiens, des Juifs et des Français par fièvre typhoïde pour la période 1882-1887.

	Français.	Espagnols.	Italiens.	Maltais.	Juifs.	Arabes.
1882	2	»	»	»	»	4
1883	2	1	1	»	»	1
1884	1	»	»	»	»	1
1885	»	»	»	»	»	1
1886	3	2	2	»	»	0
1887	1	4	»	»	1	0

La conclusion de M. Bertherand est la suivante :

(1) Frayer, *British medical Journal*, 1897.
(2) Bertherand, *Société de climatologie d'Alger*, nov. 1889.

« La fièvre typhoïde serait deux fois plus fatale aux Musulmans qu'aux Français et aux Espagnols; elle épargnerait les Maltais. »

M. Sbrana (1) nous donne des résultats non moins suggestifs; il a observé une épidémie infantile (enfants de 3 à 8 ou 10 ans) à Monastir, sur le littoral tunisien, et sur 72 cas voici les chiffres de morbidité et de mortalité correspondant aux nationalités.

Arabes............ 33 cas avec 4 morts.
Israélites 32   —   2   —
Européens.........   7   —   2   —

Le diagnostic paraît d'ailleurs indiscutable, la séro-réaction ayant été faite à l'Institut Pasteur de Tunis.

Si l'on rapproche ces faits des réflexions de Frison, citées plus haut, on voit que la fièvre typhoïde affecte une certaine prédilection pour les jeunes Arabes, en tous cas qu'elle les épargne moins que les enfants européens. M. A. Treille, étudiant une épidémie à Tlemcen (1893), affirmait également que les Arabes paraissaient indemnes de fièvre typhoïde, en raison d'une atteinte atténuée dans l'enfance (fièvre typhoïde à Tlemcen, page 3).

Ces conclusions générales s'imposent donc dès maintenant:

1° La fièvre typhoïde existe chez les Arabes;

2° Elle semble atteindre plus particulièrement les enfants en bas âge;

3° Elle touche moins fréquemment les Arabes adultes que les Français ou Européens du même âge;

4° Si les Arabes adultes jouissent d'un certain degré d'immunité à l'égard de la maladie, il s'agit d'une immunité acquise, due à une atteinte antérieure, vraisemblablement dans l'enfance.

Il reste à nous demander pourquoi ces faits ont échappé à l'attention des observateurs précédents. Tous les praticiens qui admettaient l'excessive rareté de la fièvre typhoïde chez les Arabes ont été surpris de les voir tant épargnés alors qu'ils se trouvent dans les conditions les meilleures pour contracter cette maladie et méprisent la plupart des règles de l'hygiène; depuis

(1) Sbrana, *Archives de Médecine des enfants*. N° 1, Janvier 1899.

la conquête, ils vivent entassés les uns sur les autres, buvant une eau déplorable, et n'ont pas soin de leur corps, en dépit des prescriptions du Coran.

C'est que la fièvre typhoïde d'Algérie ne ressemble pas toujours à la fièvre typhoïde de France ; l'un de nous (1) a montré antérieurement que la prédilection, en Algérie, de cette maladie pour le foie pouvait bouleverser la symptomatologie classique, au point de rendre la maladie méconnaissable.

S'agit-il d'influences climatériques augmentant la virulence du microbe, ou facilitant les intoxications de toute nature, ce qui modifierait les symptômes ? Nous n'avons pas à nous en préoccuper ici.

Quoi qu'il en soit, nous comprenons l'erreur de beaucoup de médecins qui n'avaient pas en leur possession le séro-diagnostic et s'en tenaient exclusivement aux signes fournis par l'examen des symptômes observés pendant la vie et des lésions décelées par l'autopsie.

D'ailleurs, M. Vincent a facilité la solution du problème, en décrivant, chez un Arabe, une maladie due à une symbiose strepto-typhique (2), qui ne s'accompagnait à l'autopsie d'aucune détermination intestinale ?

Des faits confirmatifs ont depuis été relatés par MM. Banti et Vaillard. On comprend que, dans ces cas, la fièvre typhoïde a pu être niée par beaucoup d'observateurs qui ont basé leur diagnostic sur les lésions macroscopiques recherchées à l'autopsie.

M. Descosse, médecin-major (3), décrivant une épidémie de fièvre typhoïde dans la garnison de Sfax, épidémie qui fut beaucoup moins meurtrière pour les Européens que pour les Arabes, fait remarquer que, chez beaucoup de ceux-ci, la période fébrile a duré 14 à 16 jours ; une fièvre typhoïde de 14 jours ne pouvait-elle pas, comme tant d'autres fièvres et pour beaucoup de médecins, choir dans le groupe hospitalier des rémittentes palustres, avant que le séro-diagnostic ait un peu déblayé la

(1) Crespin, *Déterminations hépatiques de la fièvre typhoïde en Algérie.* (*Gaz. des hôpitaux,* décembre 1897).
(2) Vincent, *Ann. Institut Pasteur,* 1893, t. VII, p. 147.
(3) Descosse, *Arch. de méd. et de pharm. milit.,* décembre 1899.

scène morbide algérienne de ces fausses infections palustres ?

Un passage de Bruch (1) nous fournit de bonnes raisons pour croire que les erreurs en ce sens ont dû être commises fréquemment.

M. le Dʳ Trabut, professeur de botanique à l'École de médecine d'Alger, dit Bruch, appelle « fièvre de 14 jours » une fièvre malariaque, dont la description bien faite par le Dʳ Prengruber, médecin distingué exerçant à Palestro (Kabylie), rappelle les descriptions que l'un de nous a faites de fièvres typhoïdes à déterminations hépatiques peu intenses (2).

Voici cette description : « Brusquement le thermomètre monte à 39 ou 40°, oscille pendant plusieurs jours du soir au matin entre 38.8 et 41°. Il y a souvent un frisson initial avant l'ascension de la courbe, quelques poussées fébriles intermittentes très fugaces et très difficiles à faire préciser au malade. Consécutivement à cette hyperthermie rémittente, on observe des épistaxis fréquentes : il survient de la diarrhée fétide spontanée ou consécutive à une purgation; la pression de la fosse iliaque provoque de la douleur, et la peau se couvre de sudamina; du purpura miliaire peut s'observer également sur le ventre et surtout sur les cuisses; la face est vultueuse, les idées obtuses. Il y a de la stupeur, du subdélirium dans la nuit.

La rate déborde et est douloureuse; le foie est gros, ce qui est en rapport avec la teinte subictérique des conjonctives oculaires.

Le malade, à certaines heures de la journée, quoique marquant une hyperthermie excessive, se plaindra brusquement d'un froid intense, mais passager, ne coïncidant avec aucun abaissement du thermomètre.

On traite par la quinine, mais cette médication, à l'inverse de ce qui se passe dans les fièvres nettement malariaques, ne fait pas baisser immédiatement la température, et la maladie suit son cours.

Bruch (3) publie une observation de M. Peyrot, citée plus

<hr>

(1) Bruch, Thèse.
(2) Trabut, *loc. cit.*
(3) Bruch, Thèse.

haut, déclarant que beaucoup d'hommes ont pu faire leur fièvre typhoïde sans interrompre leur service.

La courbe thermique de la dothiénentérie en Algérie ne peut donc pas toujours éclairer le diagnostic; les accès intermittents soit d'origine palustre, soit d'origine hépato-infectieuse peut-être tout simplement, ont impressionné nombre d'observateurs et les ont fait pencher presque toujours tous du côté du paludisme, quand ces accès venaient interrompre la courbe, plus ou moins régulière jusqu'alors, d'une fièvre continue.

L'un de nous (1), qui depuis un an a observé plus de 250 typhoïdiques, possède des courbes absolument irrégulières, émanant toutes de dothiénentéries avérées.

MM. Loison, Simonin et Arnaud avaient déjà insisté, comme bien d'autres, sur le peu de régularité de la marche de la température dans la fièvre typhoïde de Tunisie; ils attribuaient cette irrégularité à une association staphylococcienne (2).

Mais, pourra-t-on nous dire, si l'évolution cyclique de la température est un élément de diagnostic souvent trompeur, il n'en est pas de même des taches rosées, considérées à juste titre comme presque pathognomoniques ?

Eh bien, nous ne sommes guère plus favorisés de ce côté, car les taches rosées manquent souvent chez les Arabes ; dans les six cas relatés plus bas, nous ne les avons rencontrées que 4 fois ; Descosses, 10 fois sur 21 cas. — Si l'on veut bien considérer enfin que beaucoup d'Arabes échappent aux soins médicaux, parce qu'en présence d'un symptôme presque unique, la fièvre, ils attendent stoïquement la chute de la température sans demander l'aide de personne, on comprendra que beaucoup de dothiénentéries peuvent évoluer au fond des gourbis indigènes, sans que nous en soyons avisés.

Mais, nous objectera-t-on, les Kabyles se font bien soigner en cas de typhus, ils entrent bien à l'hôpital, pour cette maladie ; pourquoi négligeraient-ils la fièvre typhoïde? C'est que, répondrons-nous, le typhus a frappé les indigènes depuis longtemps par son invasion brusque, violente et sa contagiosité, tandis que, pour eux comme pour beaucoup de médecins algériens, la

(1) Dr Busquet.
(2) Loison, Simonin et Arnaud, *Rev. de méd.*, 1893.

fièvre typhoïde se confond avec la malaria, d'autant mieux que celle-ci s'associe souvent à celle-là (fièvre typho-malarienne).

La fièvre typhoïde d'Algérie se différencie à certains points de vue de la fièvre typhoïde des pays tempérés, mais dans l'état actuel de nos connaissances nous ne croyons pas devoir insister sur les particularités cliniques que la maladie peut présenter chez les Arabes. Les auteurs sont loin d'être d'accord à cet égard, les uns, avec M. Vincent, disant que, chez eux, il s'agit la plupart du temps de formes graves, les autres, comme MM. Arnould et Kelsch, Peyret, Descosses, Lebon, signalant l'existence de typhus abortifs et ambulatoires chez les indigènes.

Pour nous, nous ne croyons pas qu'il y ait de grandes différences entre la fièvre typhoïde des Arabes et la fièvre typhoïde des Européens habitant l'Algérie ; et en compulsant nos observations, nous ne trouvons guère, comme particularité intéressante, qu'une certaine tendance aux rechutes ou plus exactement aux fausses rechutes (sur six cas quatre rechutes) que l'on pourrait peut-être attribuer à une détermination morbide du côté du foie, comme l'attestaient la tuméfaction de cet organe et la présence d'urobiline dans les urines.

V. — RÉSUMÉ ET CONCLUSIONS

— La morbidité et la mortalité de la fièvre typhoïde sont assez variables selon les villes considérées : le graphique I nous donne la mortalité typhoïdique p. 10.000 habitants (période 1890-1896) pour 18 villes et nous montre que Sidi-Bel-Abbès, Batna et Tlemcen sont plus touchées que les 18 autres villes.

Le graphique II (rapport de la mortalité typhoïdique à la mortalité générale) montre que Batna occupe la première place (118p. 1.000), — Sidi-Bel-Abbès ne venant qu'au quatrième rang avec Constantine.

Bougie, au contraire, occupe sur les deux graphiques la place la plus privilégiée (2.0 p. 10.000 habitants) — 0 décès pour 1.000 décès généraux).

Est-il possible de déterminer les règles générales qui peuvent présider à ces différences? Il est rationnel de le tenter sans prétendre à l'exactitude absolue, tant la complexité du problème est considérable !

Les mauvaises conditions hygiéniques influent beaucoup sur l'éclosion et la gravité des cas de fièvre typhoïde. Elles jouent le plus grand rôle à Sidi-Bel-Abbès, Batna et Tlemcen.

L'eau adultérée, les égouts non étanches, voilà deux facteurs indéniables de fièvre typhoïde.

Les conditions climatériques ne sont pas non plus négligeables en Algérie. Quand la chaleur commence à devenir intense (juillet), les cas deviennent plus fréquents. Avec la diminution de la chaleur, les cas deviennent plus espacés et moins graves.

C'est quand l'humidité de l'air atmosphérique est très prononcée que la fièvre typhoïde atteint son maximum (au mois de septembre de chaque année pour tout le littoral) comme fréquence et gravité.

La hauteur des pluies joue un rôle, par ce fait que des pluies abondantes, orageuses, contribuent à forcer les citernes, les aqueducs ou les égouts, d'où pollution de l'eau d'alimentation.

Les villes les plus favorisées au point de vue de la fièvre typhoïde sont celles, qui comme Bougie, Soukharas, Guelma, sont à une certaine altitude et sur un plateau dont les pentes sont assez abruptes pour permettre l'écoulement facile des eaux ménagères et des souillures diverses roulées par les égouts — circonstance qui, en assurant l'épuration du sol, empêche également la contamination des eaux potables.

Si Constantine paraît faire exception à cette règle, bien qu'elle soit bâtie sur un rocher à pic, c'est que les autres conditions hygiéniques font défaut dans cette grande ville, habitée par beaucoup de misérables entassés les uns sur les autres.

Au reste, la fièvre typhoïde serait peu fréquente dans cette ville, si des épidémies ne venaient de temps à autre relever la courbe de la mortalité typhoïdique (épidémies qui sont de règle dans les villes à forte garnison).

Ces conclusions me paraissent donc rationnelles :

1º Les villes qui sont le plus éprouvées par la fièvre typhoïde sont celles dont l'hygiène est la plus défectueuse.

2° Les conditions climatériques (chaleur, humidité) interviennent pour faire éclore les cas de fièvre typhoïde ou les aggraver ;

3° Certaines dispositions spéciales, propres à quelques villes, sont favorables à l'épuration du sol (situation sur un plateau aux pentes abruptes) et diminuent la mortalité typhoïdique.

CHAPITRE III

DÉTERMINATIONS CLINIQUES DE LA FIÈVRE TYPHOIDE

I. — APPAREIL DIGESTIF

I. — Symptômes généraux. — Anorexie. — En règle générale, elle est très marquée dans nos pays : mais une particularité à noter, c'est qu'elle persiste souvent pendant très longtemps après la chute définitive de la température ; elle contribue à allonger la convalescence.

II. — Symptômes localisés. — Symptômes buccaux, pharyngés et œsophagiens. — Ces symptômes n'offrent rien de spécial en Algérie. Cependant, dans une statistique portant sur 120 cas que me confie M. le professeur Cochez, je note 0 ulcérations des piliers, soit antérieurs soit postérieurs du voile du palais.

Symptômes gastriques. — L'épigastralgie, d'après ma propre statistique ne m'a pas semblé très fréquente. Le Dr Bernard (de Tlemcen) me dit que l'épigastralgie a paru persister dans la majorité des cas pendant la presque totalité de la durée de la maladie.

Vomissements. — Il me paraît utile d'insister sur la fréquence et la gravité de ce symptôme dans les fièvres typhoïdes que j'ai pu observer en Algérie : ma statistique personnelle, portant sur 280 cas, me montre que 130 fois j'ai constaté des vomissements sérieux, c'est-à-dire que le malade vomissait d'une manière presque continue, pendant au moins quarante-huit heures. Je ne tiens pas compte dans cette statistique, des vomissements peu intenses constituant un phénomène tout à fait isolé et sans intérêt.

En compulsant les observations de la clinique médicale de

l'Ecole de médecine d'Alger j'ai pu noter également que ce symptôme était souvent mis en relief. Le D' Bernard (de Tlemcen) a vu, pendant une épidémie d'automne 1895, mourir deux de ses malades, à la suite de vomissements incoercibles.

Parfois, mais très rarement, ces vomissements sont sanglants (deux cas pour mon compte : observation LXXI), et un autre cas tout récent (observation XXX) appartenant à M. le professeur Cochez, cas relatif à une jeune fille décédée à la clinique médicale de l'Ecole de médecine d'Alger à la suite d'une forme hémorrhagique avec altérations du foie démontrées cliniquement et anatomiquement.

La plupart du temps ces vomissements sont alimentaires ou bilieux.

Leur époque d'apparition varie beaucoup : on les constate parfois tout au début, avant tout autre symptôme, ce qui n'est pas dénué d'intérêt : les malades, souvent des enfants (1), se mettent à vomir, cinq, six, huit jours de suite, sans présenter de fièvre, mais avec un anéantissement complet de toutes leurs facultés, analogue à celui qu'on rencontre dans la grippe ; le médecin appelé croit à un empoisonnement, ainsi du reste que l'entourage, erreur qui se dissipe bientôt avec l'apparition des autres symptômes classiques de la dothiénentérie ; il est rare que ces vomissements du début entraînent la mort, je n'en connais point de cas : ils dénotent cependant une forme assez sévère, principalement quant à la durée de la maladie, quant à l'intensité des troubles digestifs ultérieurs. Je ne puis m'empêcher de rapprocher ce que je viens d'écrire des réflexions faites par Vallin (2), réflexions qui rappellent des faits de Murchison : « Dans l'épidémie accidentelle de l'école de Clapham, en 1820, à la suite de la rupture d'un égout, 20 enfants sur 23 tombèrent malades en quelques heures ; la fièvre typhoïde débuta par des vomissements violents, à tel point que l'on crut à un empoisonnement. » Les mêmes vomissements, qui caractérisent d'ordinaire la fièvre typhoïde à invasion rapide, furent observés lors

<hr>

(1) A lire M. D. Sokoloff, *Evolution de la fièvre typhoïde chez les enfants* (*Gaz. de Botkine*, 1891) qui relate beaucoup de cas ayant débuté brusquement par des vomissements.

(2) Vallin *in* Griesinger *Maladies infectieuses*, traduction, 2e édition, Paris, 1877 (page 242).

de la petite épidémie qui, en 1861, frappa la famille royale de Portugal; làaussi on crut tout d'abord à un empoisonnement (1). Chédevergne (2), décrivant une épidémie de Paris, note également l'importance des vomissements : il faut dire que cette année-là, à Paris, on n'avait de mémoire d'homme ressenti une chaleur aussi forte; le thermomètre avait atteint 40° : température à laquelle il n'était pas monté une fois depuis un siècle. Je reviendrai d'ailleurs sur cette thèse, fort intéressante à d'autres points de vue. J'ai montré la fréquence de ces vomissements chez les enfants, et j'ai montré également que ce symptôme constituait une des caractéristiques principales de la forme hépatique de la dothiénentérie (3).

Le D* Bérard, observant à Teniet-el-Haad (départ. d'Alger), me signale un cas ayant débuté par une épigastralgie violente suivie de vomissements presque incoercibles. Le D* Fabries (de Sidi-Bel-Abbès), dans la réponse qu'il a faite à mon questionnaire, insiste également sur la fréquence de ces vomissements dans la région où il exerce.

Je n'ai jusqu'à présent envisagé que les vomissement du début; dans la période d'état, ils ont une signification plus sévère, et entraînent souvent la mort; dans cette période, ils ne m'ont pas semblé plus fréquents qu'en France; deux fois il s'est agi d'une véritable hématémèse, et dans ces deux cas l'issue fut fatale.

Pendant la convalescence, les vomissements sont très variables au point de vue de leur gravité; tantôt insignifiants, révélant une simple indigestion, ils ne mériteraient aucune mention, si ces indigestions suivies de vomissements n'étaient très fréquentes dans la convalescence des fièvres typhoïdes des milieux algériens.

C'est que l'importance des troubles digestifs est un fait hors de contesté en Algérie, et si, parmi mes correspondants, il en est qui ne le reconnaissent pas dans leur milieu je dois dire que

(1) Murchison, *On the period of incubation of typhus, relapsing fever and enteric fever, (saint Thomas Hospital reports, 1871, t. II), et Treatise, 2° édition, 1873, pp. 468 et 472.*

(2) Chédevergne, Thèse, Paris, 1864.

(3) Crespin, *Fièvre typhoïde des enfants dans le milieu algérien.* Communication au Congrès de Marseille, octobre 1898.

l'immense majorité des praticiens de l'Algérie partagent mon opinion, conforme d'ailleurs à celle des médecins de l'armée, mes devanciers dans cette étude.

En dehors de ces vomissements, suite d'indigestion, il y a aussi, dans la convalescence également, des vomissements à pronostic très sévère, entraînant presque fatalement la mort, à l'inverse des précédents, qui n'avaient pour effet que d'allonger la convalescence, parfois dans des proportions absolument démesurées.

Parfois (10 cas sur 280 cas), au cours d'une convalescence en apparence normale, mais de préférence dans une forme à détermination hépatique manifeste, il se déclare brusquement, sans prodromes appréciables, une véritable intolérance stomacale, qui conduit à la mort en quelques jours, à la mort par inanition.

Mes 10 cas ont été suivis de mort, mais si l'on en croit les auteurs à grande expérience, la mort ne serait pas absolument fatale, et par ces auteurs j'entends surtout Griesinger et Hoffmann, en Allemagne, Tuckwell en Angleterre. Dans les rechutes, les vomissements m'ont paru presque constants.

Symptômes intestinaux. — *Douleur et sensibilité abdominales.* — Elles n'offrent ici rien de spécial; exception faite de la douleur au niveau du foie, que j'étudierai plus loin.

Météorisme. — J'ai vu des cas où le météorisme était très prononcé, mais beaucoup d'autres où il n'y en avait pour ainsi dire pas.

Gargouillement. — Perceptible dans la fosse iliaque droite et gauche.

Diarrhée. — Elle n'existe, en Algérie, que dans les 2/3 des cas (d'après ma statistique qui concorde d'ailleurs avec l'opinion de beaucoup de mes confrères), mais elle se fait remarquer par son importance, sa longue durée.

Outre la coloration ocreuse bien classique des selles, il m'a été donné de voir quelquefois pendant la convalescence et aussi pendant une rechute, une coloration verte, bilieuse, de ces selles qui restaient diarrhéiques. Je crois que ces diarrhées vertes sont peu fréquentes, mais ne méritent pas moins d'attirer l'attention.

L'intensité de la diarrhée en Algérie a frappé tous les médecins militaires depuis la conquête. C'est ainsi que Cuvellier (1) y insiste en disant qu'en Afrique c'est le tube digestif qui est la prédisposition morbide.

Laveran (2) signale le fait, en faisant remarquer qu'il se présente très souvent pendant la convalescence.

Plus tard Laveran et Colin parleront de la forme intestinale observée surtout vers la fin de l'épidémie et dans les postes du Sud ; cette forme était remarquable par sa tendance aux diarrhées colliquatives et d'autres symptômes sur lesquels je reviendrai. Ailleurs L. Colin (3) formule nettement cette constatation générale : « Plus on descend vers l'équateur, plus les symptômes gastriques et cérébraux prennent d'intensité, donnant alors à la maladie la forme grave qu'elle affecte, dans les pays tempérés, seulement dans les étés exceptionnellement chauds. »

La diarrhée se montre, on peut dire, dans toutes les périodes de la maladie ; au début, elle s'installe souvent après la purge traditionnelle, mais une fois installée elle persiste très longtemps, jusqu'à la chute de la température souvent ; les selles sont involontaires, au cas d'association avec de graves phénomènes cérébraux, ce qui est loin d'être rare. Dans la convalescence, elle est remarquable, en ce sens qu'elle est plus fréquente en Algérie qu'en France ; elle est souvent très grave alors, conduisant à la mort, mais souvent aussi ne fait que retarder la guérison complète. Dans le premier cas, elle est liée à des ulcérations non cicatrisées encore de l'intestin. Dans le second cas, tout spécial à l'Algérie, elle indique seulement que le tube digestif a été très sérieusement touché et ne revient que péniblement à son fonctionnement normal.

Dans les rechutes de nos pays, cette diarrhée est très fréquente, presque autant que les vomissements, les rechutes étant remarquables par l'importance de leurs troubles digestifs, aussi bien que la maladie elle-même.

Constipation. — Il se produit le phénomène inverse dans près de 1/3 des cas et la constipation est alors fort opiniâtre, per-

(1) Cuvellier, *Mém. de méd. et de pharm. milit.*, 1841, vol. I.
(2) Laveran, *Mém. de méd. et de pharm. milit.*, 1841-1842, vol. LII.
(3) Colin, *Traité*, p. 633.

sistant en dépit de tous les purgatifs usuels. Ce symptôme a frappé également beaucoup de médecins algériens, car certains sont tombés sur des séries à constipation, vraiment fort dignes d'intérêt. Les classiques signalant cette constipation ont dit qu'elle était parfois grave et liée à des accidents très sérieux : hémorrhagies, perforations, troubles cérébraux intenses. Pour moi, il m'apparaît que la constipation indique, quand elle est durable, un grand désordre de l'appareil digestif tout entier ; je l'ai observée fréquemment avec des hémorrhagies, mais jamais avec des perforations.

Dans tous les cas, il est à remarquer que ces deux accidents, diarrhée et constipation, appartiennent à la fièvre typhoïde d'Algérie, avec cette particularité qu'ils sont très intenses et de très longue durée ; dans les rechutes, c'est bien plus généralement de la diarrhée que j'ai observée.

Il faut rapprocher ces constatations de celles de Manson (1), qui déclare que la constipation est beaucoup plus commune dans la fièvre typhoïde tropicale qu'en Europe.

Hémorrhagies intestinales. — On sait la fréquence des affections hémorragipares dans les pays chauds : fièvres bilieuses hématuriques, filariose, purpuras, etc. ; la fièvre typhoïde devait donc à priori s'accompagner d'hémorrhagies dans une proportion supérieure à la moyenne des pays tempérés. C'est en effet ce que je trouve dans ma statistique ; mais beaucoup de mes collègues, en ne s'appuyant pas sur des chiffres, il est vrai, ne paraissent pas convaincus de cette fréquence ; il faut d'ailleurs, en cette circonstance, comme en d'autres, tenir compte du hasard des séries.

Ainsi pour citer un exemple qui m'est personnel, dans un travail antérieur (2), sur un total de 20 cas choisis parmi des personnes habitant l'Algérie depuis un an au moins et non entachées de paludisme et d'alcoolisme, j'avais trouvé huit hémorrhagies intestinales, proportion évidemment trop forte pour la réalité des cas ordinaires.

Dans une statistique plus complète (250 cas), je trouve 33

---

(1) Manson, *Tropical Diseases*, p. 196.
(2) Crespin, *Déterminations hépatiques de la fièvre typhoïde en Algérie* (*Gazette des hôpitaux*, 21 décembre 1897).

hémorragies intestinales, soit une proportion de 13.5 0/0, ce qui est déjà une proportion très élevée, puisque, d'après Brouardel et Thoinot, les chiffres donnés par les auteurs ne dépassent pas 10 0/0 et ne sont parfois que de 3 0/0 ; Dieulafoy donne 5 0/0.

On admet communément, et je suis la description de Brouardel pour faciliter au lecteur les comparaisons, que l'hémorragie intestinale paraît relever de deux facteurs :

1° Un processus général hémorragipare qui crée l'exsudat sanguin à la surface de l'intestin comme dans les autres parties de l'économie ;

2° Un processus local, qui a son siège dans l'intestin. C'est la première cause qui me semble avoir l'influence prédominante en Algérie : c'est parce que la fièvre typhoïde est hémorragipare (et plus loin nous verrons la confirmation de ce fait) que les hémorragies intestinales sont plus fréquentes en Algérie : les altérations intestinales ne sont pas plus marquées qu'en France et nous avons vu des cas à grandes hémorragies ne s'accompagnant pas d'ulcérations nombreuses.

Chez les enfants, les hémorragies intestinales sont moins fréquentes que chez les adultes ; mais sur 30 enfants âgés de 2 ans à 15 ans, je note 3 hémorragies intestinales, ce qui ferait une proportion d'un peu plus de 9 pour 100.

Dans ces 30 cas, il y a une forme à hémorragies multiples (enfant de 12 ans) qui a guéri, comme je le dirai plus loin, avec le traitement de Brand et aussi avec l'emploi de l'opothérapie hépatique. Un autre cas a trait à un enfant de 28 mois qui présenta également des hémorragies multiples, mais ne put être sauvé malgré l'emploi des médications précédemment indiquées.

Les hémorragies intestinales appartiennent d'ailleurs généralement aux formes graves. Elles me paraissent faire partie du tableau symptomatique habituel de la fièvre typhoïde en Algérie.

Elles se montrent à toutes les périodes de la maladie, jusqu'à la chute de la température exclusivement ; souvent elles m'ont paru être le symptôme révélateur de la maladie, alors que le diagnostic était, à bon droit, en suspens.

Dans les rechutes, les hémorragies se sont montrées dans la moitié des cas environ.

Je n'ai vu qu'une fois la mort survenir après une hémorragie intestinale particulièrement abondante : l'hémorragie indique une forme grave, mais n'est pas très grave par elle-même.

Le fait principal, et vraiment remarquable, que je signale ici pour la première fois, et sur lequel je reviendrai dans le cours de cette étude, c'est que l'hémorragie intestinale paraît en rapport avec l'état du foie. Dans la série des 20 cas, auxquels j'ai fait allusion plus haut, série remarquable par l'importance des hémorragies, le foie était touché d'une manière plus ou moins appréciable cliniquement, je dis cliniquement, car je ne parle pas des lésions anatomiques constantes du foie dans la dothiénentérie, lésions bien constatées en France, bien décrites par Legry et Gastou notamment.

Dans ces cas le foie était gros et douloureux presque toujours; l'urobiline manquait rarement dans l'urine.

Depuis cette époque mon attention a été attirée davantage sur les manifestations cliniques des troubles hépatiques dans la dothiénentérie en Algérie, et j'ai pu le faire constater à l'hôpital à beaucoup de médecins et d'élèves. Je suis arrivé à établir un rapport constant entre le volume du foie douloureux ou non à la pression et l'hémorragie intestinale.

Aussi les hémorragies sont-elles un des symptômes cardinaux de la forme hépatique de la fièvre typhoïde, forme dont je tracerai plus tard le tableau clinique. Voici comment les choses se passent d'ordinaire : Un malade a présenté au début de sa fièvre typhoïde un foie gros et douloureux (je préciserai plus loin la signification exacte de ces deux termes). La maladie suivant son cours normal, le foie reprend ses dimensions et ne se révèle plus par la douleur à son niveau. Survient une hémorragie intestinale plus ou moins abondante; alors le foie commence à nouveau à déborder les fausses côtes et la pression exercée à son niveau provoque de la douleur : l'hémorragie dure un jour, deux, trois jours, le foie reste gros et douloureux pendant cette période. L'hémorragie cesse, le foie n'est plus perceptible sous les fausses côtes. S'il y a une recrudescence de l'hémorragie, on assiste à la reproduction des mêmes phénomènes du côté du foie.

Il s'agit là d'un véritable foie en accordéon, tel qu'on le décrit chez les cardiaques.

Ce rapport me paraît constant, et comme je ne l'avais vu signaler nulle part, je pense qu'il n'a jamais été constaté en France : il serait donc spécial au pays dans lequel j'exerce.

Ces considérations suffisent déjà pour me permettre de penser qu'en Algérie l'hémorragie intestinale de la dothiénentérie est fonction de l'adultération hépatique : voilà pourquoi je reléguerai au dernier plan le processus local, invoqué par les auteurs, comme la cause la plus fréquente des hémorragies intestinales de ce genre.

Dès lors la pathogénie de ces hémorragies s'expliquera parfaitement : le foie rendu torpide, du fait du climat, n'exerce plus son pouvoir antitoxique, et il se passe ce qui arrive souvent dans les maladies de cet organe, dans les cirrhoses principalement : des toxines hémoragipares échappent à l'action neutralisante de la glande, et ces toxines refluant par les veines portes dans l'intestin, déjà touché par le processus éberthien, y causent des ruptures vasculaires. Ces mêmes toxines peuvent d'ailleurs se porter en d'autres points de l'économie et réaliser les mêmes phénomènes ; de là ces fièvres typhoïdes à hémorragies multiples que j'ai déjà signalées.

Les tares hépatiques antérieures (malaria, alcoolisme) doivent certainement conditionner ces hémorragies, mais elles ne sont pas indispensables ; ou du moins l'adultération hépatique peut fort bien être à l'état latent, au point de vue clinique : ce qui vient à l'appui de cette assertion, c'est que dans le travail rappelé précédemment, les 20 observations rapportées n'ont trait ni à des alcooliques, ni à des paludéens ; nous n'avons pas le droit d'invoquer une infection palustre encore cachée, alors que nous savons très bien l'effet des températures élevées sur le foie, alors que les travaux des médecins des colonies nous ont suffisamment édifiés sur ce point, que les organes digestifs, et le foie en particulier, étaient touchés fonctionnellement du fait seul du climat dans les pays chauds (Cf. Congrès de Bordeaux, rapports de l'intestin et du foie. Août 1895).

Le vent du Sud (sirocco) favoriserait les hémorragies intestinales (Dᵉ Collardot).

Au reste, Chédevergne (1) fait mention d'entérorragies particulièrement graves dans cette épidémie de Paris, en 1864, année où la température fut si élevée.

Perforations intestinales. — Cet accident si redoutable ne paraît pas être d'une grande fréquence en Algérie ; les lésions de l'intestin n'ont pas ici plus de tendance à l'ulcération que dans les pays tempérés. J'ai déjà dit ailleurs que le nombre, que l'importance des ulcérations intestinales ne m'avaient pas semblé plus considérables qu'en France.

Dans mes 250 cas, j'en relève quatre cas, ce qui fait une proportion de 1.6 p. 100.

Or Brouardel rappelle les chiffres suivants donnés par Murchison : 3,04 p. 100 ; Griesinger 2,3 p. 100 ; Flint 4 p. 100.

Par rapport aux décès, qui ont été, dans ces 250 cas, de 63, nous trouvons la proportion de 6.3 p. 100, ce qui est bien inférieur aux chiffres donnés par les autres auteurs, chiffres donnant de 8.75 p. 100 (minimum) à 19.41 p. 100, chiffres empruntés soit à Murchison, soit à Louis, soit à Griesinger.

Deux cas m'ont particulièrement frappé : l'un que j'ai observé dans le service du regretté professeur Gros, et ayant rapport à un jeune homme de 25 ans, qui, étant malade depuis huit jours, était soigné en ville pour de la fièvre intermittente; c'est dire qu'il ne paraissait guère sérieusement touché : il se levait et mangeait, même avec appétit.

Un jour étant levé, il fut pris d'une douleur fort vive dans le ventre, et des symptômes de péritonite se déclarèrent au bout de quelques heures : il entra à l'hôpital et mourut en quarante-huit heures.

L'autopsie permit de constater une perforation intestinale au niveau de la portion inférieure de l'iléum, perforation répondant à la description classique, siégeant sur une plaque de Peyer.

C'est donc un bel exemple de typhus ambulatorius mortel. L'autre cas est celui d'une jeune enfant de 9 ans, morte de perforation intestinale dans le cours d'une dothiénentérie à forme hépatique : la rareté des perforations chez les enfants me pousse

(1) Chédevergne, Thèse citée plus haut.

à rappeler ce cas, observé l'été dernier dans le service de M. le professeur Curtillet.

Pour l'instant je retiendrai des deux paragraphes précédents, que les hémorragies intestinales sont très fréquentes et les perforations très rares en Algérie, ce dernier point établi, non seulement par ma propre observation, par mes statistiques personnelles, mais aussi par les renseignements donnés par mes confrères qui, interrogés à cet égard, m'ont tous affirmé la rareté de cet accident dans nos pays.

Y a-t-il opposition, contradiction, dirais-je, avec plus de force, entre ces deux constatations? Il me semblait que l'adultération générale du tube digestif dût prédisposer à la perforation intestinale, expression de la lésion maximum, si l'on peut parler ainsi, de l'intestin : d'un autre côté, l'hémorragie intestinale n'indiquerait-elle point des lésions profondes, profondément ulcéreuses tendant à la perforation ?

Eh bien il n'en est rien : l'hémorragie qui se fait dans l'intestin est dans la généralité des cas une hémorragie de surface, n'impliquant pas l'ulcération d'un vaisseau de calibre important ; c'est une hémorragie capillaire, indice de la nature hémorragipare de l'infection.

En sorte qu'il m'est permis de conclure qu'en Algérie, si le tube digestif est très sérieusement touché dans la fièvre typhoïde, il l'est plus fonctionnellement qu'anatomiquement ; il nous faut retenir cette conclusion que je développerai plus tard en faisant la synthèse clinique de l'affection éberthienne.

Rate. — L'hypertrophie de cet organe signalée par tous les classiques dans les dothiénentéries des pays tempérés s'observe évidemment aussi en Algérie, mais elle n'est pas dans ce climat aussi frappante, car on la met souvent sur le compte d'une atteinte palustre antérieure.

Dans les cas de mégalosplénose palustre, de date antérieure à la fièvre typhoïde, il est à remarquer que le volume de l'organe n'augmente nullement; d'ailleurs, ce fait ne saurait surprendre, et les réflexions de Brouardel et Thoinot (1) nous édifient à ce sujet: « La tuméfaction, disent-ils, est plus considéra-

(1) Brouardel et Thoinot, *Traité de médecine et de thérapeutique*, article *Fièvre typhoïde.*

ble et plus constante lorsque le sujet est âgé de moins de trente
ans.

« Elle manque absolument parfois, soit chez des gens âgés,
soit chez des individus dont la rate a subi des lésions antérieures. »

La sclérose qui s'est produite à l'occasion de ces lésions est
vraisemblablement cause de cette particularité.

En dehors des cas de paludisme antérieur, j'ai pu déceler à
la percussion une matité longitudinale de 10 à 12 centimètres
environ, ce qui ne s'éloigne pas des chiffres connus.

Dans les cas de paludisme antérieur, j'ai fréquemment trouvé
de la douleur à la pression de l'organe, et une fois même j'ai
rencontré en même temps que cette douleur, une véritable névralgie phrénique gauche ; ce dernier fait vient à l'appui de ma
communication (1), sur les névralgies diaphragmatiques d'origine palustre. Je faisais remarquer que ces névralgies, non
signalées précédemment, étaient produites par l'inflammation de
la rate, ou de la capsule de la rate : les arborisations phréni-
ques qui se distribuent à cette capsule étaient enflammées
du fait de l'irritation de voisinage, et le travail inflammatoire
se propageait au tronc principal du nerf pour donner la symp-
tomalogie complète de la névralgie phrénique, avec ses points
principaux (Guéneau de Mussy, sternal, sus-claviculaire, etc.).

Dès lors la pathogénie de ces névralgies diaphragmatiques
gauches me semble fort bien établie, et je me propose d'y revenir longuement dans un travail ultérieur.

Je n'ai jamais observé ces accidents, rares en somme : infarc-
tus spléniques, abcès, rupture de la rate, et aucun de mes correspondants ne m'en a signalé de semblables.

En particulier, la rupture de la rate, qui s'observe parfois
chez des paludéens à la suite d'un traumatisme léger, porté sur
la région splénique, ne paraît pas devoir être provoquée par le
travail infectieux dothiénentérique.

---

(1) Crespin, *Société des Hôpitaux de Paris*, novembre 1897.

II. — APPAREIL RESPIRATOIRE

Déterminations nasales. — *Épistaxis.* — Symptôme banal, comme l'on sait, de la dothiénentérie, mais acquérant souvent en Algérie une importance considérable.

Dans la forme hépatique, les épistaxis sont souvent intenses, parfois presque incoercibles. Ainsi le Dr Fabriès (de Sidi-Bel-Abbès) me rapporte les cas de plusieurs formes hémorragipares par épistaxis, dont une mortelle chez une femme enceinte.

Au début de la maladie, avant tout autre symptôme, l'épistaxis peut s'observer; mais il n'y a là rien de particulier; au contraire, les épistaxis du cours de la maladie, de la convalescence et des rechutes sont bien autrement intéressantes : elle indiquent que la dothiénentérie a une tendance hémorragique plus ou moins prononcée : il serait évidemment abusif de décorer ces fièvres typhoïdes du nom de formes hémorragiques, réservé plus particulièrement aux formes dites malignes, où les hémorragies sont multiples et où la vie est menacée au point d'écarter tout espoir de guérison, et cependant quand ces épistaxis sont répétées, quand elles sont très copieuses, il est permis de penser à un processus hémorragipare général, atténué il est vrai.

D'ailleurs je dois rappeler brièvement ici ce que je disais à l'occasion des hémorragies intestinales; que ces épistaxis sont fonction de l'adultération hépatique. En effet, dans le cas d'épistaxis abondantes et nous ne parlons pas des épistaxis du début, de ces épistaxis importantes pour la diagnostic, j'ai pu noter l'augmentation de volume du foie, organe qui revenait à ses dimensions normales quand l'épistaxis était arrêtée, si toutefois d'autres hémorragies ne se montraient, ou si d'autres causes n'intervenaient point pour agir dans le même sens qu'elles sur le foie.

Dans les rechutes, les épistaxis m'ont paru particulièrement fréquentes, ce qui ne surprendra point, quand j'aurai établi la fréquence des rechutes ou des fausses rechutes dans la fièvre typhoïde d'Algérie.

Cette pathogénie est d'ailleurs implicitement contenue dans

les écrits anciens, puisque le professeur Verneuil recommandait la révulsion au niveau du foie, pour arrêter les épistaxis intenses.

Quant à voir dans l'épistaxis un phénomène critique (1), je ne souscrirai pas pour ma part à cette opinion, car, dans les cas d'épistaxis abondantes ou répétées, il s'agissait toujours, dans mes cas, soit de fièvre typhoïde très grave, soit de fièvre typhoïde interminable, dernier type qui est loin d'être rare en Algérie, comme je l'expliquerai plus loin.

Déterminations laryngées. — J'ai observé fréquemment un simple enrouement (laryngite catarrhale), mais il m'a été difficile dans ces cas d'éliminer l'alcoolisme ou le tabagisme.

Une fois à l'hôpital j'ai cru à l'existence d'un laryngo-typhus, mais il ne s'agissait vraisemblablement que d'une laryngite ulcéreuse, le malade ayant guéri.

Ces déterminations du côté du larynx sont donc extrêmement rares, même dans les formes à escarres, et à abcès multiples.

Bronches. — La bronchite me paraît importante dans les mois de décembre et de janvier, qui sont les mois les plus froids de l'année à Alger; une fois même il m'a semblé que cette bronchite avait été la cause presque unique de la mort tant elle était intense.

Poumons. — C'est également pendant les mois de décembre et de janvier que nous observons de préférence des déterminations pulmonaires, qui sont d'ailleurs peu fréquentes dans notre climat.

Un seul cas de pneumotyphus véritable est parvenu à ma connaissance.

Les descriptions classiques sont conformes à ce que j'ai pu observer.

Plèvres. — Sur 250 cas de fièvre typhoïde j'ai vu trois pleurésies dans le décours de la maladie; deux séreuses, une hémorragique. Cette dernière fut observée dans le service de M. le professeur Moreau que je suppléais; elle se déclara pendant l'apyrexie, deux jours après la chute définitive de la température; l'état général se maintenait excellent, et c'est une

____

(1) Herclès, Thèse, 1883.

ponction exploratrice qui permit de diagnostiquer la nature de l'épanchement; elle dura une vingtaine de jours, et disparut complètement, n'ayant eu pour effet que de retarder légèrement la guérison définitive.

Aucun cas de pleurésie purulente n'a été relevé dans ma statistique et mes correspondants n'ont pas fait mention de cette complication.

Quant aux deux cas de pleurésie séreuse, ils ont duré bien plus longtemps, et se sont comportés comme des pleurésies tuberculeuses ordinaires; l'examen bactériologique du liquide n'a d'ailleurs pas été fait.

III. — APPAREIL CIRCULATOIRE

Péricarde. — Rarement touché, et jamais d'une façon intense, d'après mes observations.

Endocarde. — Je n'ai qu'un cas bien net d'endocardite typhique à rapporter (obs . xcm); c'est celui d'une jeune fille qui, dans la convalescence de sa fièvre typhoïde, vit s'installer une véritable maladie mitrale, qui, à la suite d'asystolies multipliées, se termina par la cachexie cardiaque et la mort au bout de deux ans; sa dothiénentérie n'avait pas été très sévère, quant aux symptômes du côté des autres organes.

Myocarde. — On sait quelles difficultés présente le diagnostic de la myocardite typhique; la plupart du temps, on ne la reconnaît d'une manière indiscutable que lorsque le collapsus a succédé à une série de symptômes, dont chacun pris à part n'a pas une grande valeur: assourdissement des bruits, embryocardie, souffles, lipothymie, syncopes, fréquence et affaiblissement des pulsations.

Un grand nombre d'auteurs ont une tendance à trouver trop souvent des myocardites dans la fièvre typhoïde; pour ma part sur un nombre de 250 malades j'ai pu, grâce à l'autopsie, ou à l'évolution, ultérieure constater dix myocardites incontestables; huit furent mortelles: dans ces huit cas, il y avait un véritable cœur de Louis, ce cœur flasque, décoloré, ressemblant à une serviette mouillée.

Ces huit cas avaient réalisé la forme cardiaque dans toute son intensité ; mes observations ne sont pas en rapport avec celles d'un travail algérien, dû à M. le Dr Féraud, qui, en décrivant la forme cardiaque de la fièvre typhoïde, me semble avoir admis trop souvent la myocardite (1).

On peut donc dire que la myocardite n'est pas fréquente en Algérie, ou tout au moins n'excède pas la proportion ordinairement observée en France ; cette manière de voir est corroborée par mes correspondants, qui, presque tous, sont muets au sujet de cette complication.

Il ne faudrait pas conclure cependant de ce fait que les symptômes cardiaques ne sont pas fréquents ; bien au contraire, il m'a semblé par exemple que les pulsations atteignaient souvent un chiffre bien supérieur à 120, sans pour cela qu'il s'agisse d'une forme très grave ; il est vrai que cette augmentation de pulsations était la plupart du temps passagère.

Quoi qu'il en soit, il ne faut pas s'en tenir à la fréquence du pouls, pour mal augurer de la dothiénentérie en cours ; les travaux français, absolument exacts à un point de vue général, facilitent trop pareille tendance, et conduisent à des erreurs si on les prend à la lettre dans notre milieu.

J'ai observé deux cas de fièvre typhoïde moyenne, où le pouls atteignit vers la fin du premier septénaire 130 à 140 pulsations ; cette fréquence des pulsations persista bien avant dans la convalescence, sans pour cela qu'il s'en suivît un retard dans la guérison définitive, et une lésion cardiaque irrémédiable.

Il me semble que, du côté du cœur, les symptômes observés ont été plutôt purement fonctionnels, les lésions anatomiques ne paraissent pas avoir été fréquentes, ni très accentuées.

Quant à la pathogénie de ces désordres fonctionnels, en particulier de cette augmentation insolite du nombre des pulsations, nous ne saurions, à l'heure actuelle, l'expliquer d'une manière satisfaisante.

Veines. — J'ai vu un très petit nombre de phlébites (3), toutes localisées aux membres inférieurs ; c'est en somme un accident

(1) Féraud, Thèse, Montpellier, 1893.

rare, mais là comme ailleurs, il faut aussi tenir compte du hasard des séries : pendant une épidémie que j'ai observée dans le milieu civil (mai, juin, juillet 1895), le Dr H. Vincent a eu dans son service, à l'hôpital militaire du Dey, un grand nombre de phlébites typhoïdiques, qu'il a étudiées au point de vue bactériologique, les attribuant presque toutes au staphylocoque et non au bacille d'Eberth (1).

Artères. — Je n'ai observé qu'une fois, une artérite de la tibiale postérieure.

Du côté de l'aorte on peut dire que si l'aortite est très fréquente en Algérie, elle est liée aux autres manifestations de l'artériosclérose ; et que, en cas de fièvre typhoïde antérieure, il est fort difficile de pouvoir faire jouer un rôle à cette dernière maladie, à l'exclusion d'autres causes, productrices de scléroses : paludisme, alcoolisme, syphilis, intoxications diverses, etc.

Toutefois dans plusieurs cas, il m'a semblé que l'auscultation du foyer aortique pouvait permettre, dès le début de la maladie, de se faire une opinion sur le plus ou moins de gravité de l'évolution : quand, en l'absence de toute cause antérieure susceptible d'avoir lésé plus ou moins l'appareil circulatoire en général, l'aorte en particulier, le second bruit aortique est très claqué, on peut prévoir une forme grave.

En effet, généralement le second bruit aortique n'est pas claqué dans la fièvre typhoïde, la pression artérielle étant très basse ; or, avec l'abaissement de cette pression, le claquement du second bruit aortique indique vraisemblablement un éréthisme tout particulier de l'appareil circulatoire, éréthisme qui est l'indice d'une réaction très vive, suscitée par la violence de l'intoxication typhoïdique. Je signale en passant ce petit fait me promettant de l'approfondir quand je serai en possession d'un plus grand nombre de documents.

IV. — APPAREIL URINAIRE

Symptômes. — Il ne me semble point qu'il y ait lieu de nous étendre longuement sur les symptômes présentés par cet ap-

(1) H. Vincent, communication au congrès de Bordeaux. Août 1895.

pareil, car nous n'avons rien noté de bien particulier dans le milieu où nous observons; tout au plus dirai-je que la néphrite typhoïdique m'a paru assez rare, bien que l'albuminurie m'ait semblé à peu près constante; faut-il ranger dans les néphrites tous ces cas? Je ne songe pas à le faire, n'ignorant pas que le débat sur cette intéressante question n'est pas encore tranché.

Syndrome urologique. — Les urines ont été peu abondantes d'une façon générale, bien que, dans beaucoup de cas, même fort graves, la polyurie existât dans toute la maladie.

Leur densité était élevée, à réaction acide. Leur coloration était rouge ou acajou.

L'urée m'a semblé peu abondante, descendant parfois à des chiffres très bas, alors que les écrits classiques parlent généralement d'une augmentation de l'urée, dans le cours de la fièvre typhoïde.

Dans un travail antérieur, déjà rappelé (1), j'ai déjà insisté sur cette baisse de l'urée que j'ai attribuée au mauvais fonctionnement du foie.

L'acide urique a suivi la courbe signalée par tous, c'est-à-dire qu'il s'est maintenu élevé pendant toute l'évolution de la maladie, pour descendre un peu au-dessous de la normale, au moment de l'établissement de la convalescence.

Les chlorures m'ont semblé très diminués, et parfois même presque disparus des urines, dans le stade d'état de la fièvre typhoïde.

J'ai déjà dit avec quelle fréquence j'ai rencontré l'urobiline dans les urines de mes typhiques; cette urobiline recherchée systématiquement m'a paru évidente non seulement pendant toute la période d'état, mais aussi très souvent dans la convalescence et alors même que la guérison pouvait être considérée comme complètement assurée; il en était du reste de même du chromogène.

Y a-t-il lieu de décrire une forme rénale, à l'imitation de Gubler et de A. Robin (2)? Assurément non, dans notre milieu tout au moins; d'ailleurs semblable création n'a pas paru suf-

(1) Crespin, *Gazette des hôpitaux*, décembre 1897.
(2) Voir aussi Donnadieu, *Néphro-typhus* (*Journ. de méd. de Bordeaux*, 23 juillet 1899).

fisamment justifiée à beaucoup d'auteurs, et mes observations me la feront absolument rejeter, alors qu'il me semblera rationnel de décrire une forme hépatique.

V. — GLANDES SALIVAIRES

Les médecins de l'armée (Laveran) avaient assigné comme grand caractère à la fièvre typhoïde en Algérie, celui de s'accompagner d'un nombre considérable de parotidites; aucun fait de ce genre n'est venu à notre connaissance, mais le Dr Papon (de Nemours) a vu deux abcès parotidiques très volumineux dans la convalescence de la dothiénentérie.

VI. — FOIE ET VOIES BILIAIRES

Symptômes hépatiques. — « En l'état actuel, la clinique hépatique est pauvre dans la fièvre typhoïde. » Ainsi s'exprimaient Brouardel et Thoinot [1].

Cette phrase, comme je vais le montrer, peut se renverser, en ce qui concerne l'Algérie, et il me semble légitime de dire que la clinique hépatique est au contraire très riche dans la fièvre typhoïde de notre région.

Tous les auteurs classiques ne sont cependant pas aussi sobres de détails sur les symptômes hépatiques que ceux dont je viens de rappeler les noms. Ainsi Griesinger [2] insiste beaucoup sur ces symptômes, en particulier sur l'ictère. C'est peut-être parce qu'il avait observé longtemps en Egypte, où les manifestations de la fièvre typhoïde doivent, comme en Algérie, se porter sur le foie avec une certaine fréquence.

J'étudierai donc les symptômes hépatiques dans l'ordre où M. Brouardel les étudie.

A) *Caractère des selles.* — Les selles m'ont paru, dans la majorité des cas, très fréquentes, très copieuses, couleur jaune ocre dans le cours de la maladie, parfois vertes dans la convalescence et à l'occasion d'une rechute.

[1] Brouardel et Thoinot, *Traité de la fièvre typhoïde.*
[2] Griesinger, *Traité des maladies infectieuses*, pp. 336 et suivantes.

En un mot, il y a dans la fièvre typhoïde d'Algérie une diarrhée très tenace, très abondante, fait déjà mis en relief par les médecins de l'armée. Dans d'autres cas, c'est la constipation et une constipation opiniâtre qui domine, ce qui a été indiqué comme un caractère de la fièvre typhoïde dans les pays chauds par Manson.

B) *Urobiline*. — Peu de recherches ont été faites sur la présence de l'urobiline dans la fièvre typhoïde.

D'après Tissier elle manquerait dans les cas légers et serait d'autant plus abondante et persistante que le cas serait plus grave (1).

J'ai voulu élucider ce point fort intéressant, mais je me suis rendu compte des difficultés que présenterait l'examen, à cet égard, des urines de tous les typhoïdiques, pris au hasard.

Il fallait faire une sélection sévère parmi ces malades. Aussi ai-je dû éliminer tous ceux qui étaient soupçonnés de tare hépatique antérieure, ce qui est fort commun dans notre pays, étant donnée la dissémination de la malaria et de l'alcoolisme.

Sur 20 malades ainsi choisis, j'ai trouvé 16 fois de l'urobiline en quantité assez notable et parfois en abondance. J'ai ainsi pu vérifier l'exactitude du rapport signalé par Hayem et Tissier entre la gravité de la fièvre typhoïde et la présence d'urobiline dans les urines.

C'est surtout dans la forme dite hépatique que j'ai rencontré l'urobilinurie. Je décrirai complètement cette forme hépatique quand je passerai en revue les différents types cliniques.

c) *Urée*. — L'urée s'est toujours maintenue à un taux assez bas chez les 20 malades choisis de la manière indiquée précédemment; urobilinurie abondante et baisse de l'urée m'ont paru aller de pair (j'ai déjà parlé plus haut de l'urée en traitant de l'appareil urinaire.

D) *Ictère*. — C'est un symptôme rare dans la fièvre typhoïde. Sur 600 fièvres typhoïdes, Griesinger a vu dix cas d'ictère, Murchison n'en a vu que deux ou trois cas.

Pfuhl (2) en a observé beaucoup plus et a étudié la question dans son ensemble. Il croyait à la bénignité de cette forme icté-

(1) Tissier, *Th. de Paris*, 1889.
(2) Pfuhl. *Typhus abdominalis mit ikterus* (*Zeitschrift* Berl., XVII, 383).

rique, attribuant ce symptôme à un agent spécifique antagoniste de la fièvre typhoïde, ce qui est renversé par les recherches de Maillard (1).

Quant à moi, la proportion des cas d'ictère que j'ai observés se rapproche de celle donnée par Griesinger. Sur 250 fièvres typhoïdes, j'ai vu quatre cas d'ictère bien net, car je ne parle pas de cette teinte subictérique qui s'observe chez tous les typhoïdiques ayant déjà subi une ou plusieurs atteintes de malaria.

Mes quatre cas d'ictère ne provenaient ni d'une colique hépatique intercurrente, ni d'une angiocholite légère. Ils indiquaient « la réaction même du foie au processus infectieux typhoïdique » : il s'agissait donc d'ictère plus ou moins grave.

Dans les 20 observations relatées précédemment, on rencontre deux cas d'ictère qui tous deux sont survenus dans une rechute, faits analogues à ceux que rapporte Murchison. Un de ces cas se termina par la mort, l'autre par la guérison, après une convalescence très longue, marquée par des troubles digestifs très prononcés.

Il convient de dire d'ailleurs que, dans ces deux cas, il s'agissait non de rechutes vraies, mais de fausses rechutes ; les caractéristiques de la vraie rechute manquaient, c'est-à-dire d'une part, l'éruption de taches rosées, d'autre part l'apparition de nouvelles plaques de Peyer tuméfiées et ulcérées. Il s'agissait dans ces cas soit d'une nouvelle infection éberthienne portant sur le foie presque exclusivement, soit d'une infection secondaire. La bactériologie éclaircira certainement un jour l'histoire de ces fausses rechutes du type hépatique, dont le pronostic n'est pas univoque, comme l'indiquent les deux observations auxquelles je viens de faire allusion.

Les deux autres cas d'ictère se sont montrés dans le second septénaire de la maladie, et, malgré l'absence de l'autopsie qui n'a pu être faite, il était impossible de ne pas faire le diagnostic de fièvre typhoïde en présence des symptômes manifestes de cette infection.

Dimensions du foie. — Dans un travail devenu classi-

(1) Maillard, Th. de Nancy, 1890.

que (1) Legry s'exprime ainsi : « Dans l'immense majorité des cas, le foie offre ses dimensions normales. » A cela je dois répondre qu'en Algérie le foie est, dans les deux tiers des cas, augmenté de volume. Il est vrai que Legry ajoute un peu plus loin avec grande justesse : « Peut-être certaines épidémies échappent-elles à cette loi. C'est ainsi que Leudet a noté, dans une série de faits recueillis en 1870-1871, la tuméfaction du foie et parfois une teinte subictérique des téguments; ces troubles insolites étaient associés à des manifestations glandulaires, ganglionnaires et spléniques anormales. »

Legry aurait pu également citer un remarquable travail, celui de Chédevergne, que j'ai déjà eu l'occasion de rappeler (2). Chédevergne observant à Paris une épidémie survenue avec des chaleurs exceptionnellement intenses (40°) trouva le foie augmenté de volume avec des lésions fort importantes. Il avait d'ailleurs vu que les altérations hépatiques coïncidaient toujours avec une affection intestinale peu avancée et peu étendue, et avec une affection cérébrale ou cérébro-spinale grave.

Ces constatations, que j'ai pu faire couramment en Algérie, j'ai été surpris et heureux de les rencontrer dans le travail d'un auteur français qui observait dans des conditions climatériques analogues à celles qui sont habituelles en Algérie.

Assurément les types cliniques et anatomiques étudiés dans cette thèse de Chédevergne diffèrent par de nombreux côtés de ceux que j'ai établis, mais je ne puis qu'être grandement frappé des rapports qu'ils présentent entre eux.

Il va sans dire qu'il m'a fallu, pour établir que ces modifications des dimensions du foie étaient bien dues au processus typhoïdique, procéder à la même sélection indiquée plus haut, à propos de l'urobilinurie. Il a fallu en un mot éliminer les malades dont les tares hépatiques antérieures étaient manifestes. C'est chez les enfants que cette étude ainsi comprise a donné les résultats les plus significatifs. En effet chez les enfants il n'est pas question en général d'alcoolisme; quant à la malaria, il faut évidemment en tenir compte, mais il n'est pas impossible,

(1) Legry, Th. de Paris, 1890.
(2) Chédevergne, Th. de Paris, 1804.

grâce aux renseignements fournis par les parents, grâce aussi à la considération des localités habitées précédemment, il n'est pas impossible d'écarter cette grande cause d'adultération hépatique.

Mais, pourra-t-on objecter, il est impossible d'éliminer la malaria larvée, qui dans tous les cas peut avoir manifesté son influence d'une manière insidieuse? A cela il faut répondre qu'on a eu grand tort d'exagérer le rôle de la malaria larvée, cela grâce à un vice d'observation et ensuite que je ne ferais aucune difficulté à admettre le rôle d'une influence latente malarique, si j'avais besoin d'une hypothèse gratuite, alors que le rôle des météores, des conditions cosmiques me paraît suffisant pour expliquer cette susceptibilité spéciale du foie dans une grande maladie infectieuse, telle que la fièvre typhoïde. — Je renvoie d'ailleurs pour plus de détails à ce que j'ai dit antérieurement à l'article « Hémorragies intestinales » et à ce que je dirai plus tard relativement à la synthèse clinique des diverses formes de la fièvre typhoïde en Algérie.

Peu de médecins en Algérie ont eu l'attention attirée du côté du foie dans la fièvre typhoïde. C'est qu'on était hypnotisé par cette idée qu'un foie un peu gros dans cette maladie était dû à une influence palustre antérieure et qu'on s'inquiétait peu de rechercher si cette dernière avait réellement existé. Il faut convenir d'ailleurs qu'il y a une dizaine d'années les foyers palustres étaient tellement nombreux que les influences dues à ces foyers étaient fort difficiles à éliminer.

Au reste les influences climatériques admises cependant ne pouvaient être précisées comme les précédentes. Grâce à une vie professionnelle dans Alger même, ville actuellement à l'abri de toute influence maremmatique, grâce surtout à l'examen de plusieurs fièvres typhoïdes d'enfants, dans le service de mon ami le professeur Curtillet, j'ai pu concevoir d'abord que le foie subissait des modifications appréciables cliniquement, du fait de la fièvre typhoïde, ensuite que ces modifications pouvaient fort bien être indépendantes des tares hépatiques communément admises, alcoolisme, malaria, syphilis, abcès, etc., etc., en dernière analyse, le rôle du climat rendant torpide un organe de dépuration, un organe préposé à la destruction des poi-

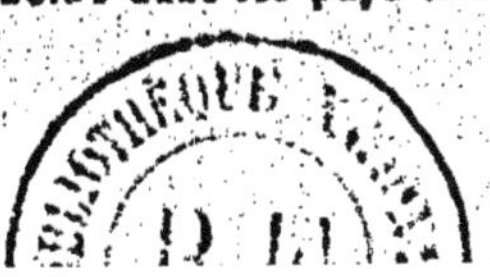

sons si nombreux au cours de la fièvre typhoïde (travaux d'Albert Robin sur l'urologie de la fièvre typhoïde), le rôle du climat devait s'imposer à mon esprit d'une manière invincible, pour ainsi dire, et en continuant mes études, je n'ai fait qu'affermir davantage mon opinion.

Dans quelles conditions se présente donc cette hypertrophie du foie que j'ai pu constater cliniquement?

En cas de tare hépatique antérieure bien établie, de malaria, par exemple, le processus éberthien ne semble pas augmenter beaucoup le volume du foie. Le foie était gros avant la maladie : il reste gros pendant tous le cours de celle-ci, sans être influencé par les incidents de l'infection, si l'on peut s'exprimer ainsi.

Ce n'est pas à dire que dans ces cas là le foie ne soit pas influencé fonctionnellement d'une manière plus ou moins marquée. Bien au contraire, l'intoxication éberthienne ajoutée à l'intoxication palustre ne fait qu'aggraver l'état de la cellule hépatique, ne fait que troubler encore plus ses fonctions ; mais au point de vue clinique, il n'est guère facile d'apprécier les modifications des dimensions de l'organe. Un signe des plus importants se montre cependant dans des cas de ce genre, c'est la douleur. Cette douleur est provoquée par une pression, souvent très légère, au niveau du foie. Elle peut être spontanée; mais le fait est plus rare. Susceptible d'être très violente, elle est ordinairement modérée, mais tellement localisée au niveau de la région hépatique qu'il est impossible de la confondre, soit avec l'épigastralgie (Chauffard), soit avec la douleur de la fosse iliaque droite.

Si cette tare hépatique antérieure palustre ou autre n'existe point, il est plus intéressant encore d'étudier cette modification du volume du foie. Généralement l'hypertrophie du foie existe dès les premiers jours de la maladie, mais guère avant le cinquième ou le sixième; à ce moment elle est peu marquée, l'organe dépassant d'un travers de doigt environ le rebord costal, et étant souvent sensible à la pression. Mais ici la douleur n'est pas un symptôme aussi constant que dans les cas précédents. Il semble qu'il y ait équivalence entre ces deux symptômes; hypertrophie et douleur à la pression, équivalence qui s'explique d'ailleurs parfaitement par les lésions anatomiques constatées dans ces cas. La malaria et l'alcoolisme, surtout la première, sont sclérogènes. Il en résulte que l'organe, malgré tous ses efforts pour se distendre, ne peut arriver qu'à comprimer certains rameaux nerveux outre son parenchyme et sa capsule qui reste inextensible du fait de la sclérose antérieure. Cette compression nerveuse explique la douleur qui, on le voit, si on devait prendre ces constatations à la lettre, serait en raison inverse du développement réactionnel de l'organe.

C'est en somme ce que les classiques ont établi pour la rate, et en parlant de cet organe, j'ai eu soin de développer les mêmes considérations pathogéniques.

L'hypertrophie hépatique qui s'est montrée le quatrième ou le cinquième jour de la maladie persiste seulement deux ou trois jours. Il n'est donc pas étonnant qu'elle ait passé inaperçue. Puis elle apparaît très souvent dans le cours de la maladie, vers la fin du second septenaire, pour annoncer, la plupart du temps, une aggravation du processus morbide, un accident hémorragique très souvent.

J'ai montré, en traitant des hémorragies intestinales, quels rapports ces hémorragies, soit de l'intestin, soit des autres organes, avaient avec l'augmentation de volume du foie, ce qui rappelle un peu la description de Hanot, du foie en accordéon d'origine cardiaque. Dans ces cas-là l'hypertrophie du foie est beaucoup plus marquée qu'au début de la maladie. Il n'est pas rare de sentir le bord tranchant de l'organe à deux et même trois travers de doigt au-dessous des fausses côtes.

Dans la convalescence, le foie, qui avait repris plus ou moins rapidement ses dimensions normales, peut grossir à nouveau, si cette convalescence ne marche pas normalement, si elle est retardée par des accidents variés, par des troubles digestifs en particulier.

Enfin la constatation de la persistance de l'hypertrophie hépatique, alors qu'aucun symptôme suspect ne donne l'alarme, peut faire présager une rechute. Pendant la rechute le foie reste gros jusqu'à ce que la défervescence devienne définitive, jusqu'à ce que la convalescence soit installée sans retour.

Voilà des faits absolument frappants et très certains, puisqu'ils sont corroborés tous les jours par de nombreuses observations. Il est bien clair que ces phénomènes n'existent pas en France, ni dans les pays tempérés, puisque Brouardel et Thoinot, dans leur traité classique, n'en font nullement mention. Ils sont assurément propres au pays dans lequel nous exerçons, en rapport plutôt avec certaines conditions cosmiques, qui règnent habituellement en Algérie, mais peuvent par exception se rencontrer dans des pays plus tempérés et modifier la fièvre typhoïde dans le sens que je viens d'indiquer.

Quelques-uns de nos correspondants ont d'ailleurs laissé entrevoir que l'importance de cette question ne leur avait pas échappé, bien que leur attention n'ait pas été jusqu'alors attirée d'un tel côté. Ainsi le Dr Grellet (d'El-Biar) me dit avoir constaté parfois, souvent même, chez ses typhoïdiques, un foie gros, en l'absence de toute malaria antérieure, et, d'accord avec un autre confrère, il a été tenté d'attribuer cette hypertrophie du foie à l'ingestion de naphtol, médicament qu'ils avaient employé systématiquement.

Le Dr Legrain (de Bougie), exerçant dans une ville où la fièvre typhoïde est très rare, pense cependant que l'hypertrophie du foie doit être fréquente dans les maladies infectieuses et la dothiénentérie d'Algérie.

Le Dr Bernard (de Tlemcen) fait mention de l'augmentation de volume du foie chez les typhoïdiques et il ajoute que, dans la ville de Tlemcen, le paludisme est chose rare et presque inconnue.

Dans la fièvre typhoïde d'Algérie, le foie subit donc des modifications qui se traduisent cliniquement par un faisceau de symptômes : urobilinurie, baisse de l'urée, ictère assez rarement, mais plus fréquemment que dans les pays tempérés, hypertrophie de l'organe, douleur à la pression au niveau de la région hépatique, etc.

Quant à l'épreuve de la glycosurie digestive, je l'ai tentée assez souvent, mais je n'ai pu tirer de cette épreuve des renseignements intéressants, tant sont nombreuses les conditions exigibles pour qu'elle soit véritablement démonstrative (Achard).

Cet aperçu des symptômes hépatiques facilitera certainement la compréhension des types cliniques de la fièvre typhoïde en Algérie, en particulier de la forme que j'ai cru devoir dénommer forme hépatique ou gastro-hépatique. Comme on le verra plus loin, il me suffira, pour décrire cette dernière, d'ajouter aux symptômes hépatiques précédemment décrits quelques autres phénomènes qui paraissent liés plus ou moins directement à l'état du foie.

Enfin on peut dire que l'hypertrophie du foie ou la douleur à la pression au niveau de la région hépatique ne manquent que dans les cas bénins ou chez des personnes qui depuis leur arrivée en Algérie ont été complètement soustraites à l'influence du climat Algérien. Ces cas-là ne forment guère que le 1/3 des cas, comme je l'ai déjà dit au début de cette étude.

Angiocholites. — Les quatre cas d'ictère mentionnés précédemment étaient dus aussi bien à la lésion de la cellule qu'à l'inflammation plus ou moins intense des conduits biliaires.

Cholécystite. — Je n'en ai observé aucun cas, et mes correspondants n'ont pas été plus favorisés que moi.

La conclusion de tout ce qui précède, c'est que l'infection cbertaienne ne se manifeste guère que par des symptômes purement fonctionnels, en ce qui concerne le foie et les voies biliaires. Il faudrait répéter ici ce que j'ai dit à propos des hémorragies, d'une fréquence manifeste, et des perforations, d'une rareté non moins évidente.

VII. — SYSTÈME NERVEUX

A. — Symptômes nerveux de l'état typhoïde. — L'état typhoïde est souvent très marqué dans le milieu où j'ai observé, et il est lié dans la plupart des cas à la forme dite hépatique : nous verrons plus loin quel profit j'ai tenté de tirer, au point de vue pathogénique, de la constatation de ce rapport.

L. Colin (1) avait déjà dit : « Plus on descend vers l'équateur, plus les symptômes gastriques et cérébraux prennent d'intensité, donnant alors à la maladie la forme grave, qu'elle affecte dans les étés exceptionnellement chauds. » J'ai cité encore une fois cette phrase, car elle donne une idée générale bien

(1) Colin, *Traité*, p. 633.

nette de la pathologie des pays chauds, de l'Algérie en particulier. D'ailleurs les médecins de l'armée s'étaient vite aperçus de cette prédominance des symptômes nerveux dans la fièvre typhoïde d'Algérie. Ainsi Netter (1) la signale en insistant beaucoup. Prostration, stupeur sont toujours très prononcées et ne méritent pas de description particulière.

Ce que je veux signaler, c'est une asthénie complète, réalisée dès le premier jour, souvent alors que n'existent encore ni la prostration, ni la stupeur : cette asthénie est comparable à celle de la grippe grave, et elle affecte les mêmes caractères que dans cette dernière maladie.

Ces trois symptômes m'ont paru exister assez souvent chez les enfants, ce qui est exceptionnel dans les pays tempérés.

Le délire doit être examiné plus longuement, car il me paraît revêtir une physionomie un peu spéciale.

1° *Délire de la période d'état.* — Faisons comme Brouardel et envisageons-le à deux stades distincts : au début et en plein cours.

Délire initial. — Les aliénistes ont signalé en France des cas où il y a eu confusion entre un accès de manie aiguë et la dothiénentérie.

En Algérie, il me semble que cette confusion est plus fréquente qu'en France, et que le délire initial de la fièvre typhoïde doit attirer l'attention des praticiens.

Dans ma statistique je relève quatre cas de ce délire suspect ; un d'eux était celui d'un homme qui s'était enfui de son domicile et harcelait dans la rue tous les prêtres qu'il rencontrait, leur disant qu'il était très malade et qu'il voulait se confesser avant de mourir. Conduit à l'hôpital, il eut une fièvre typhoïde très grave.

Le délire religieux de cet individu s'expliquait par son naturel porté d'ordinaire aux choses de la religion, comme le sont d'ailleurs en général les Italiens, dont il était.

Comme le fait remarquer Hanot (2), dans les cas de ce genre, il faudra tenir grand compte de l'élévation de la température,

(1) Netter, *Recueil de méd. et de pharm. militaires*, 1855, 16e vol.
(2) Hanot, *Arch. de méd.* 1891.

anormaux d'évolution thermique, et attribué ces anomalies à une association staphylococcienne.

Sans doute, dans beaucoup de cas, il est possible de distinguer les périodes des oscillations ascendantes, stationnaires, descendantes; mais souvent ce schéma est bien bouleversé.

En effet, il est à remarquer que la fièvre typhoïde débute souvent en Algérie d'une manière brusque. Un tel début a frappé les médecins des régions tropicales et aussi beaucoup de praticiens Algériens. Un de mes confrères de l'armée, le Dr Rouget, me citait un fait que je tiens à rapporter en raison de sa rareté et de son intérêt : « Un soldat, très bien portant la veille, monte la garde toute une nuit dans une rue d'Alger : le lendemain matin, pris de malaise, il se rend à l'infirmerie où on lui trouve 40° : il est dirigé sur l'hôpital, y meurt le soir et à l'autopsie on trouve un commencement d'ulcération de plaque de Peyer. » Ce cas est un exemple non seulement de début brusque, mais aussi de sidération rapide, une véritable forme foudroyante. Il ne s'agissait pas de typhus ambulatoire à proprement parler, car on ne voit pas les malades atteints de cette forme de fièvre typhoïde être capables d'un exercice aussi fatigant que celui de monter la garde toute une nuit en plein air.

Donc, dans ces circonstances où le début est brusque, il ne

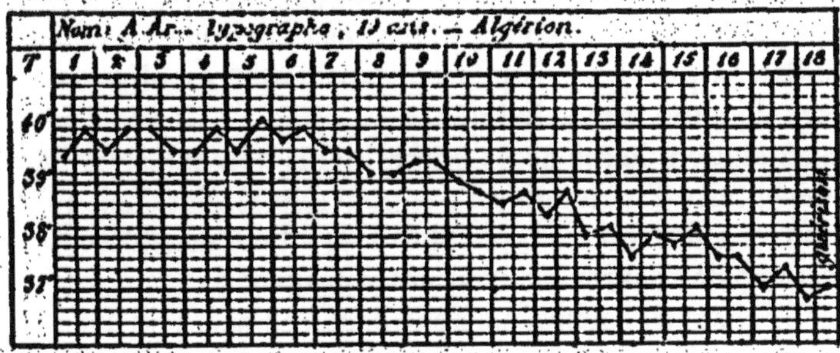

Fig. 4. — Fièvre typhoïde bénigne.

saurait être question du premier stade, du stade des oscillations ascendantes de Wunderlich et Jaccoud.

Au point de vue du pronostic, le début brusque n'a pas toujours la signification grave du cas précédemment rappelé. Il appartient aux cas bénins autant qu'aux cas sévères.

La figure 4 représente une fièvre typhoïde bénigne, assez
régulière, ayant duré 17 jours environ, et ne se distinguant que

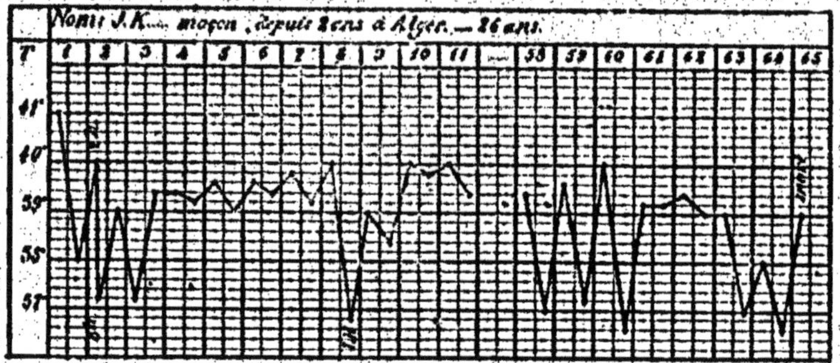

Fig. 5. — Fièvre typhoïde très grave.

par l'existence d'un début brusque et la tuméfaction légère du
foie pendant trois jours (obs. XCIV).

La figure 5 représente une fièvre typhoïde très grave, très
irrégulière, ayant entraîné la mort au 65ᵉ jour de la maladie, à
ranger dans la catégorie des formes hépatiques (obs. XXXI).

Un autre élément qui vient modifier le tracé classique, c'est
l'intervention d'accès intermittents initiaux, accès à grandes
oscillations, ressemblant souvent à s'y méprendre à des accès
palustres et qui ne peuvent cependant pas être mis au compte
du paludisme, quand les sujets en cause sont manifestement
indemnes de toute tare paludique.

La constatation de ces accès intermittents non palustres dans
la dothiénenterie d'Afrique n'est pas nouvelle. M. Masse, en 1874,
disait que bien des fièvres typhoïdes avaient été considérées au
début comme des fièvres intermittentes franches.

Frisson, chaleur, sueurs, existent dans ces accès au début de
la fièvre typhoïde, absolument comme dans la fièvre intermittente. Les frissons sont peut-être un peu moins marqués, les
sueurs un peu moins abondantes ; mais l'observateur le plus
expérimenté peut bien s'y tromper. Il semble que ce soit la
période des grandes oscillations de Wunderlich, le stade amphi-

(1) Masse, *Mém. de méd. et de pharm. militaires*, vol. XXX, p. 417.

bole, qui du décours de la maladie est reporté au commencement.

Le tracé ci-dessus (fig. 5) montre bien trois accès intermittents au début d'une fièvre typhoïde à invasion brusque : à la fin de la maladie, on voit d'ailleurs ces accès reparaître.

La température de la période d'état m'a semblé assez régulière, moins cependant qu'en France. D'ailleurs les accès intermittents dont j'ai parlé tout à l'heure, bien que plus fréquents au début, peuvent aussi se montrer dans cette période pour imprimer à la courbe une indécision, une incertitude fort rares dans les pays tempérés.

La défervescence est généralement graduelle, en lysis ; bien rarement elle est brusque, ce que j'ai vu cependant dans des cas très légers.

Le Dr Bérard (de Teniet-el-Haad) (1), à propos de fièvres typhoïdes observées à Teniet-el-Haad et dans des villages environnants, Teza, Letourneux, Bourbaki, fait remarquer :

1° Que parfois, dans le cours de la maladie, on observe des chutes brusques de température. La température tombe dans la même journée de 39° 5 à 36° 5, puis elle remonte à 39° pour tomber le lendemain à 37°. Ces chutes n'ont rien de commun avec les grandes oscillations de la fièvre typhoïde, puisqu'elles peuvent exister dès le début de la maladie;

2° Que la température du matin est souvent plus élevée que celle du soir (cela se montre quelque temps dans la fig. 5);

3° Que parfois la température descend pendant trois jours consécutifs;

4° Que parfois la température se met à monter plusieurs jours consécutifs.

Je pense que ces faits ont été bien observés et j'ai été moi-même témoin d'évolutions thermiques offrant les mêmes caractères que ceux indiqués par M. le Dr Bérard.

Dans les rechutes, la courbe thermique est assez irrégulière, et les rémissions matinales sont généralement d'un degré, mais il n'y a pas de règles bien fixes à cet égard.

Au point de vue pronostic, il faut dire que si des tempéra-

<hr>

(1) Bérard, Communication personnelle et *Bulletin médical de l'Algérie*, janvier 1899.

tures hyperpyrétiques (40 et 41) m'ont paru commander un pronostic sévère, il m'est arrivé fréquemment d'observer des cas extrèmement graves, mortels, avec une courbe thermique peu élevée pendant toute la durée de la maladie.

Le délire, pour parler d'un phénomène sérieux, quand il est très accentué, no m'a pas paru toujours lié à de hautes températures : j'ai déjà signalé le fait en traitant du système nerveux. Dans le travail précédemment rappelé, le Dʳ Bérard parle de délire violent persistant malgré la chute de la température.

La figure 6 est le tracé d'une fièvre typhoïde terminée par la

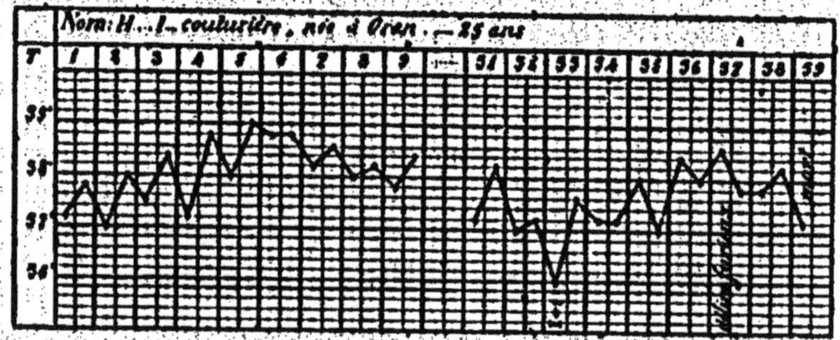

Fig. 6. — Fièvre typhoïde terminée par la mort.

mort et qui se signale par des températures peu élevées pendant toute sa durée (observation XXXII).

XII. — NUTRITION

La nutrition est toujours profondément atteinte dans les fièvres typhoïdes observées en Algérie. Le poids se relève très lentement, surtout dans ces cas de convalescence longue, interminable, qui sont très fréquents.

CHAPITRE IV

SYNTHÈSE CLINIQUE

I. — CARACTÈRES GÉNÉRAUX DE LA FIÈVRE TYPHOÏDE EN ALGÉRIE

Incubation. — Sa durée est fort difficile à établir, comme l'on sait. Dans certains cas, il m'a semblé que l'incubation était très courte (cinq ou six jours) ; mais faute de documents précis, je ne saurais insister.

Période d'invasion ou de début. — Elle est marquée par l'élévation de la température et aussi par un phénomène plus fréquent en Algérie qu'en France, le frisson.

Souvent l'invasion est brusque ; on sait que cette brusquerie dans le début de la fièvre typhoïde est une des caractéristiques de la maladie dans les pays chauds, fait mis en lumière par les médecins de la marine et des colonies.

Dans la première période, il y a une céphalalgie plus ou moins marquée, un abattement considérable, une brisure des membres comparable à ce qu'on observe dans la grippe, des vertiges, de la rachialgie. Les épistaxis se montrent alors, mais n'offrent pas souvent une grande importance, à moins qu'il ne s'agisse d'une forme hémorragique dès les premiers jours, ce qui est rare. Les nausées et les vomissements sont fréquents, beaucoup plus fréquents qu'en France. Il y a toujours un peu de constipation au début, faisant place généralement à une diarrhée intense, très tenace, qui par elle-même devient un danger. Parfois aussi, assez souvent même, en tous cas beaucoup plus fréquemment que dans les pays tempérés, la constipation persiste pendant toute la durée de la maladie. Ces formes à constipation sont loin d'être les plus bénignes. Ce symptôme est commun aux fièvres typhoïdes d'Algérie et aux fièvres typhoïdes des pays

rature, il ne s'agit que d'une baisse momentanée. De grandes oscillations thermiques marquent souvent la fin de la maladie.

Durée. — Rappelons des données classiques à ce sujet. Murchison donne une durée moyenne de 24 jours et trois dixièmes, Griesinger une durée de 28 à 40 jours (il est bon de se souvenir que Griesinger avait observé en Égypte beaucoup de fièvres typhoïdes et que ce séjour dans un pays prétropical peut bien expliquer les différences entre son appréciation et celle de Murchison).

Pour ma part, sur un total de 300 cas guéris, j'ai obtenu une moyenne de 35 à 40 jours, chiffres supérieurs à ceux des deux auteurs qui précèdent.

En France, parfois on observe des cas de fièvre typhoïde prolongée, dont se sont occupés surtout Jaccoud, Chantemesse, Juhel-Renoy, Callet dans sa thèse (Paris, 1892) faite sous l'inspiration de Gilbert. Dans cette thèse, il est question de deux cas ayant duré l'un 70 jours, l'autre 57. M. Chantemesse a vu une fièvre typhoïde ayant duré cinq mois, avec rechutes. Les auteurs sont muets sur les conditions étiologiques spéciales de cette forme : ils signalent cependant son extrême fréquence en Irlande, d'après l'opinion de Gordon.

II. — TYPES CLINIQUES

Je n'ai pas l'intention d'examiner tous les types cliniques, qu'il serait facile d'établir d'après des considérations variées. Qu'il me suffise de dire que, d'après l'organe ou les organes plus particulièrement touchés par le processus morbide, il est possible de distinguer des formes cardiaque, hépatique, gastrique, ces deux dernières pouvant être réunies sous la même rubrique, forme gastro-hépatique.

Je ne mets pas en doute l'existence d'autres formes : thoracique, rénale, mais je ne veux parler que des formes le plus fréquemment observées en Algérie.

A. — **Forme cardiaque.** — Il ne faut pas s'exagérer la fréquence de cette forme en Algérie ; il ne faut pas se laisser impressionner par un affolement momentané du cœur et penser, sans plus approfondir, à une lésion de l'appareil circulatoire, à la prédominance des altérations cardiaques sur celles des autres organes.

J'ai déjà dit que, dans les fièvres typhoïdes de nos climats, il nous était donné de voir parfois, tout à coup, sans raison apparente, le pouls battre à 120, 130, 140 et plus, et puis, au bout de deux ou trois jours, l'orage se calmer et tout rentrer dans l'ordre. Dans ces circonstances, la fibre cardiaque n'est nullement atteinte, comme le prouve la rapide restauration fonctionnelle de l'organe.

Mais hors ces cas sans gravité, il est possible d'observer en Algérie la véritable forme cardiaque dont le tableau classique est bien connu.

Dès le début de cette forme, le cœur peut manifester une irritabilité toute particulière, se traduisant par un nombre de battements plus considérable que ne le comporterait la température. Le thermomètre étant à 39, par exemple, le pouls battrait à 120 et au delà.

Si le pouls, en même temps qu'il est fréquent, devient mou et dépressible dès le début de la maladie, on peut concevoir des craintes sérieuses sur l'avenir du malade. Il s'agit d'un cas des plus graves, puisque le cœur, qui a une longue lutte à fournir encore, faiblit dès ses premières tentatives de résistance.

Il est plus fréquent de voir les symptômes cardiaques s'affirmer seulement dans la période d'état ou dans le décours de la maladie, et conduire graduellement au collapsus, le diagnostic de myocardite typhoïdique s'imposant alors d'une manière irrésistible. Il y a d'abord une certaine mollesse, une certaine fréquence des pulsations cardiaques, puis des irrégularités, de l'hypostase aux bases des poumons, dernier signe qui a une haute valeur.

Du côté du cœur, les bruits s'assourdissent ; l'embryocardie devient manifeste ; le premier bruit, puis le second s'atténuent d'une manière considérable.

Des œdèmes périphériques indiquent le mauvais fonctionnement de tout l'appareil circulatoire. Les extrémités et la face sont cyanosées et la mort arrive par asphyxie progressive. Parfois la mort subite vient brusquement interrompre cette scène.

D'autres fois il ne s'agit plus de mort subite, mais de mort rapide, se produisant en quelques heures, l'asphyxie, graduelle jusqu'alors, précipitant tout d'un coup sa marche.

Tel est le tableau de la forme cardiaque dans toute son intensité. Ce tableau peut subir des dégradations, et des cas atténués peuvent être observés.

Mais comme la physionomie générale de la forme cardiaque d'Algérie ne diffère pas, au moins à ma connaissance, de la forme cardiaque observée en France, je juge inutile d'entrer dans plus de détails.

B. — Forme hépatique ou gastro-hépatique. — Elle est assez fréquente en Algérie, puisque je l'ai rencontrée environ dans le 1/3 des cas. C'est néanmoins la première fois qu'elle est décrite d'une façon complète, expresse pour ainsi dire.

Certes, antérieurement, beaucoup d'auteurs avaient décrit un certain nombre de symptômes hépatiques dans la fièvre typhoïde d'Algérie, mais aucun d'eux n'avait synthétisé des constatations particulières pour en dégager une forme bien légitime, ayant bien droit à l'existence, la forme hépatique, spéciale à l'Algérie et aux pays prétropicaux, susceptible de se montrer avec une intensité si grande dans les pays tropicaux que l'aspect de la fièvre typhoïde en est tout changé, méconnaissable.

La plupart des fièvres bilieuses, que pendant un certain temps on voulait à toute force rattacher au paludisme, appartiennent vraisemblablement à la fièvre typhoïde, affirmation faite depuis longtemps par Griesinger, cet éminent observateur.

Je vais commencer par décrire la forme hépatique type, idéale, si l'on peut dire, en déclarant que cette forme, toute réelle qu'elle soit, est rare. En effet, il n'est pas fréquent de voir réunis tous les symptômes que je vais décrire dans le même complexus morbide, certains pouvant manquer, d'autres étant accentués, d'autres enfin étant atténués.

Et d'ailleurs n'en est-il pas de même pour tous les types cliniques possibles? Trouve-t-on jamais une pneumonie ou une pleurésie identiques à ce qu'on voit dans les livres classiques? Toute description d'un type morbide est forcément schématique, et celle qui suit n'échappe pas à la règle.

La forme hépatique commence généralement brusquement.

A l'état de bien-être succède sans transition un malaise assez grand pour obliger le malade à gagner son lit. Dès le premier jour, la température monte très haut, à 39°5 ou 40°; mais le fait le plus caractéristique, c'est l'existence de frissons plus ou moins intenses avec accès intermittents semblables aux accès palustres ordinaires; mais le stade de sueurs peut manquer.

La première période a donc commencé sans avoir été précédée de prodromes dignes d'être notés. Dès le début, les erreurs sont fréquentes, parce qu'il y a souvent une rémission matinale importante. Ce qui doit donner l'éveil cependant, c'est l'absence de rémission absolue pendant plusieurs jours de suite. En effet, si un matin le thermomètre marque 36°5 seulement, il est rare que cette température se maintienne aussi basse pendant plusieurs matins consécutifs.

Au bout de quatre ou cinq jours, ces accès intermittents disparaissent peut-être sous l'influence de la quinine (qu'on ne manque pas d'administrer), mais cette influence est loin d'être démontrée.

Au reste, il ne faut pas se hâter de conclure au paludisme, en raison de cette action de la quinine; le *post hoc ergo propter hoc* ne doit pas être toujours considéré comme un article de foi, et, dans la circonstance, il faut le rejeter. La fièvre intermittente hépatique (Charcot, Monneret) est d'ailleurs aussi bien établie que la fièvre intermittente paludique, et rien ne prouve que, dans ces cas, elle ne reconnaisse une telle origine.

D'autres phénomènes fort importants sont aussi susceptibles de se montrer avec une fréquence plus ou moins grande; ce sont les vomissements alimentaires et bilieux qui dans quelques cas acquièrent une intensité assez grande pour faire croire à un empoisonnement, puis les épistaxis et les hémorragies intestinales, ces dernières pouvant se montrer dans les premiers jours de la maladie. Je les ai vues en effet, le sixième jour, le cinquième jour, le quatrième jour même, fait qui est loin de s'accorder avec les données classiques. C'est que, comme je l'ai expliqué ailleurs, ces hémorragies ne sont pas en rapport avec l'état des plaques de Peyer, plus ou moins ulcérées, mais dépendent d'un processus hémorragipare général. D'autres hémorragies, nasales, gingivales, vésicales, sont d'ailleurs possibles, mais elles acquièrent rarement une importance notable.

En même temps que ces hémorragies apparaît la tuméfaction du foie accompagnée ou non de douleur à la pression, au niveau de la région hépatique. Le foie paraît, en augmentant ou diminuant de volume, suivre les fluctuations de l'hémorragie qui tantôt devient plus abondante, tantôt diminue notablement pour finalement disparaître.

Cela ne veut pas dire que les hémorragies seules déterminent ces modifications dans les dimensions du foie. En effet, cet organe est susceptible de devenir gros et douloureux sous l'influence d'autres accidents, vomissements, troubles gastriques, qui nous sont connus, ou sous l'influence de causes qui nous échappent.

Quoi qu'il en soit, il est bien rare de ne pas constater, au moins le 5e ou le 6e jour de la maladie, cette tuméfaction accompagnée ou non de douleur à la pression, du foie. Le malade peut également éprouver quelques douleurs spontanées dans la région hépatique, mais le fait est beaucoup moins constant.

La rate devient perceptible à la palpation, parfois douloureuse; en cas d'antécédents palustres, la tuméfaction splénique ne paraît subir aucune augmentation, du fait de l'infection éberthienne.

La diarrhée apparaît rapidement, le troisième ou le quatrième jour. Elle est ordinairement jaune ocre ; parfois, mais rarement, elle est jaune verdâtre. Ses caractères principaux sont l'abondance et la persistance, en dépit même des médications dirigées spécialement contre elle.

D'autres fois, au lieu de diarrhée, on observe une constipation des plus tenaces également.

Dans la forme que nous étudions, le délire est souvent précoce, et c'est à elle qu'appartiennent ces cas simulant une attaque de manie aiguë, dont j'ai déjà parlé.

Dès cette période, l'urobiline et son chromogène se montrent dans l'urine dans des proportions variables, mais toujours assez considérables. Je me suis rendu nettement compte de ce fait, en examinant quotidiennement, à ce point de vue, les urines d'un certain nombre de malades.

L'indican apparaît aussi assez souvent.

Quant à l'albuminurie, elle est constante, peu abondante, à moins de néphrite ; elle ne diffère point comme importance de ce qu'on observe dans les pays tempérés.

Vers la fin de la première période, c'est-à-dire vers le 6e ou le 7e jour, apparaissent les taches rosées, en plus ou moins grand nombre, quelquefois très confluentes (1), d'autres fois très rares.

La seconde période ou période d'état commence. Elle se distingue par une régularité plus grande de la courbe thermique ; mais les rémissions matinales atteignent souvent un degré et les accès intermittents ne sont pas rares.

La tuméfaction du foie, qui a pu disparaître depuis quelques jours, se montre à nouveau, même sans les accidents qui d'ordinaire conditionnent ce phénomène, les hémorragies par exemple.

Il en est de même d'ailleurs de la douleur au niveau de la région hépatique ; douleur et hypertrophie du foie marchent souvent de pair, mais souvent aussi sont deux symptômes dissociés.

J'ai montré déjà, au chapitre du Foie et des Voies biliaires, comment chez les vieux paludéens, porteurs d'un foie gros, vraisemblablement déjà cirrhotique, la douleur du foie existait, plus marquée, en raison de la difficulté que le parenchyme hépatique éprouvait à se distendre, essai de distension qui avait pour effet de comprimer un certain nombre de filets nerveux.

Au contraire, chez les sujets indemnes de toute tare hépatique antérieure, l'hypertrophie du foie, dans cette forme, est des plus marquées, alors que la douleur l'est moins, est un phénomène moins constant que le premier.

Je n'ai pas besoin d'ailleurs d'insister sur ces modifications hépatiques, que j'ai indiquées précédemment.

C'est dans la seconde période que se placent surtout les hémorragies intestinales, nasales, gingivales, très fréquentes dans la forme que j'étudie, mais, comme je le disais plus haut, elles peuvent aussi se montrer dès le début de la maladie, dans les pre-

____

(1) Comme dans ces formes rubéoliques dont j'ai déjà parlé.

miers jours. Les vomissements sont plus rares, mais peuvent parfois être assez intenses pour mettre la vie du malade en danger.

C'est dans cette période, vers le 18e ou le 20e jour, que l'on observe l'accident si bien décrit par Dieulafoy, la mort subite. Cet accident serait relativement fréquent en Algérie, plus que dans les pays tempérés et serait lié, peut-être, à la forme hépatique. En Tunisie, Czernicki avait également noté la fréquence anormale de ces morts subites dans les fièvres typhoïdes du corps d'occupation (1) (en 1881).

Le plus souvent, cette mort subite n'était pas la conséquence d'une lésion cardiaque antérieure, en sorte que la théorie de Hayem ne semble pas applicable à tous les cas.

Les perforations et péritonites consécutives sont assez rares.

Quant aux troubles du côté de l'appareil respiratoire, ils sont des plus minimes, fait déjà mis en évidence par Czernicki, dans le travail cité plus haut.

Comme je l'ai déjà dit, il est la plupart du temps impossible, dans cette forme, de distinguer la seconde période de la troisième, car au moment où l'on croit à une descente définitive, à une défervescence réelle, il s'agit seulement d'un abaissement momentané de la température qui peut bientôt monter à des hauteurs non encore atteintes. Cependant, le thermomètre ne monte très haut (40°5, 41°) que d'une façon tout à fait passagère; la forme hépatique n'est pas essentiellement une forme hyperpyrétique.

Quant au pouls, il est fort instable; mais d'une façon générale, il est assez lent. La fréquence des pulsations dans cette forme ne s'observe que momentanément, et n'implique pas une complication cardiaque. Le pouls est d'ailleurs dicrote, comme dans toutes les maladies à hypotension vasculaire (la pression artérielle m'a paru osciller entre 10 et 14. Le professeur Potain, comme l'on sait, donne 13 ou 14).

A quel moment peut-on dire que la convalescence va s'établir? Cela est fort difficile, comme je l'ai déjà indiqué. J'ai pris pour guide d'habitude la triade de Hanot : hypothermie, polyurie,

_____

(1) Czernicki, *Arch. de méd. et de pharm. milit.*, 1883, p. 307.

pulsations en nombre normal (70) et jamais ces signes ne m'ont induit en erreur. En effet, bien qu'il soit fréquent de voir dans la forme hépatique des rémissions insolites (36.5 et 36) en plein cours de la maladie et dans la convalescence, jamais je n'ai trouvé cette triade au complet qu'au moment de l'installation de la convalescence, et jamais en faisant alimenter les malades deux jours après la constatation très nette de cette formule, jamais je n'ai eu d'accident.

La convalescence s'établit cependant péniblement, et ce n'est guère avant le 40° jour que la triade de Hanot peut être constatée, et quelquefois ce moment est bien plus reculé.

La convalescence est marquée par de nombreux accidents : l'anorexie persiste souvent, augmentant l'affaiblissement, créant l'aboulie.

Les indigestions sont fréquentes : la diarrhée ou la constipation qui ont persisté pendant toute la maladie, et ne se sont amendées que vers le 35° ou le 40° jour, peuvent reparaître avec plus ou moins d'intensité. Les vomissements sont extrêmement fréquents ; parfois ils deviennent incoercibles, entraînant la mort du malade.

Des troubles nerveux variés, qui peuvent se montrer à toutes les périodes de la maladie, sont très communs pendant la convalescence. Il en est de même des hémorragies, et je ne parle pas des hémorragies intestinales, qui sont les plus rares à ce moment-là, mais surtout des hémorragies nasales, qui déterminent, comme l es premières, l'augmentation de volume du foie.

Enfin, le fait saillant de la convalescence dans la forme hépatique, c'est l'apparition des rechutes ou des fausses rechutes, ces dernières que l'on pourrait appeler fausses rechutes de type hépatique.

C'est au bout de dix à douze jours que la rechute ou la fausse rechute se montre. Il est souvent fort difficile de distinguer entre eux ces deux types de rechutes. Cela est impossible, quand manquent les taches rosées, véritable caractéristique clinique de la vraie rechute, ou les ulcérations nouvelles des plaques de Peyer, véritable caractéristique anatomique de la vraie rechute.

Ces rechutes, vraies ou fausses puisqu'elles ne diffèrent entre elles que par les caractères indiqués, se font annoncer par la tuméfaction du foie, pouvant précéder d'un jour ou deux l'ascension thermique. Elles sont à peu près constantes dans la forme que j'ai en vue, en sorte qu'après avoir constaté une forme hépatique en évolution, on peut affirmer presqu'à coup sûr que la convalescence sera marquée par une ou deux,et quelquefois trois rechutes.

Dans ces rechutes, on observe des vomissements, de l'épigastralgie, une diarrhée jaune ocre, parfois verte, un peu de délire, parfois des hémorragies surtout nasales, gingivales, de l'ictère enfin; mais ce dernier symptôme, en dépit de ma statistique, reste rare. J'en profite pour déclarer que, en matière d'infection, l'auto-intoxication ne doit pas être laissée dans l'ombre. Si, dans les pays intertropicaux, la susceptibilité du foie se traduit au cours des infections par des phénomènes bilieux très apparents, par de l'ictère, tous phénomènes dus probablement à une exaltation de virulence des parasites normaux de l'intestin, du coli-bacille en particulier, dans les pays prétropicaux, au cours de l'infection éberthienne, les auto-intoxications de source hépatique, plus marquées que dans les pays tempérés, ne le sont cependant pas assez pour provoquer des infections hépatiques secondaires et ne se traduisent guère que par les symptômes précédemment énumérés.

Je rappellerai ici que Murchison avait observé deux cas d'ictère, tous deux dans une rechute de dothiénentérie.

L'urobilinurie est constante.

La température suit une marche assez irrégulière. Il n'est pas rare de constater pendant les premiers jours des accès intermittents, alors que dans la suite les rémissions matinales notables finissent par manquer, et que la fièvre devient continue.

La rechute dure de dix à quatorze jours et a une terminaison variable.

Quand il se produit deux ou trois rechutes, la maladie est singulièrement allongée, et c'est ainsi que l'on peut voir des fièvres typhoïdes durant deux mois, trois mois et plus.

Terminaison. — La forme hépatique de la fièvre typhoïde se termine, dans la moitié des cas environ, par la guérison, après une convalescence des plus pénibles, marquée par des rechutes et des troubles digestifs des plus fréquents, des troubles nerveux (névroses et psychoses) tenaces, durant des mois.

Ces troubles nerveux résistent parfois à tous les traitements, le malade devient un aliéné.

La mort peut arriver aux diverses périodes de la maladie ; tout à fait au début, elle peut être la conséquence d'une hémorragie abondante (très rare), de l'état typhoïde vers le 6ᵉ ou le 7ᵉ jour ; le système nerveux, dans ces cas, paraît sidéré au maximum ; toute tentative réactionnelle des organes paraît entravée, il y a anurie, insuffisance hépatique, etc.

La mort subite est également une terminaison fréquente relativement, bien entendu, à ce qu'on observe en France.

Les vomissements devenant incurables dans le décours de la maladie ou pendant la convalescence peuvent aussi entraîner l'issue fatale.

Voilà les terminaisons les plus communes de la forme hépatique, les plus spéciales à cette forme, dirai-je : mais elles n'excluent pas les autres terminaisons possibles, ordinaires, de la fièvre typhoïde, telles qu'on les connaît par les travaux classiques.

Variétés de la forme hépatique. — On conçoit qu'il n'est pas dans notre intention de faire une énumération de ces diverses variétés, car celles-ci ne sont établies que d'après certains symptômes qui existent tous dans la forme hépatique.

On peut distinguer.

1° *Variété ataxo-adynamique.* — Symptômes nerveux ataxo-adynamiques et symptômes hépatiques semblent aller de pair : forme très sévère, rarement curable, amenant généralement la mort en six ou sept jours.

2° *Variété hémorragique.* — C'est la forme hémorragique des auteurs ; elle est remarquable par les hémorragies de toutes sortes qui se montrent même au début de la maladie, le plus souvent dans le cours de celle-ci. Les classiques la décrivent comme une forme maligne, mais, sans me dissimuler sa gravité, je l'ai vue guérir plusieurs fois, notamment une fois, grâce à l'opothérapie hépatique.

3° *Variété gastrique.* — Ici les vomissements alimentaires ou bilieux dominent. Moins grave que les précédentes, il est cependant possible de voir la mort arriver dans le cours de la maladie ou pendant la convalescence, à la suite de vomissements incoercibles qui ont produit un état marastique.

4° *Variété intestinale.* — Ici la diarrhée ou la constipation prédominent; il s'agit généralement d'une variété de fort longue durée.

Ces divisions sont factices, je ne me le dissimule pas. D'ailleurs on trouve certaines de ces variétés décrites sous la même appellation, par les classiques. Aussi bien le seul point nouveau que je tiens à mettre en relief, c'est que, dans le milieu algérien, les variétés précédentes semblent devoir être rattachées à la forme hépatique, en raison de l'augmentation de volume du foie, de l'urobilinurie, etc. (1).

III. — FIÈVRE TYPHOÏDE D'APRÈS L'AGE

1. Fièvre typhoïde chez les enfants. — Fréquence et gravité. — D'après les statistiques de l'hôpital civil d'Alger, la fièvre typhoïde serait beaucoup plus fréquente chez les enfants que chez les adultes. Tandis que ceux-ci seraient atteints dans la proportion de 1,10 p. 100 par rapport à la morbidité générale, ceux-là le seraient dans la proportion de 2,30.

Quant à la mortalité, elle serait moins élevée chez les enfants que chez les adultes, ceux-ci mourant dans la proportion de 18 p. 100, ceux-là mourant dans la proportion de 6 p. 100 à l'hôpital de Mustapha (Alger).

Le point de départ de mes études sur la forme hépatique de la fièvre typhoïde en Algérie a été l'observation de jeunes enfants tant dans ma clientèle que dans le service hospitalier de M. le professeur Curtillet.

Chez ces enfants, indemnes de toute intoxication antérieure, la fièvre typhoïde, quand elle prend la forme hépatique, ce qui arrive très fréquemment, peut être observée dans toute sa pureté.

(1) Je viens d'avoir connaissance de l'article de M. H. Roger, publié dans la *Presse Médicale* (mars 1900), sur la forme hépatique de la fièvre typhoïde: l'auteur observant en France n'a eu que très rarement l'occasion d'étudier cette forme, mais, fréquence à part, les symptômes s'y rattachant ont beaucoup d'analogie avec ceux que j'ai fixés dans ce travail, à la suite de mes observations en Algérie.

Avant mes études sur les enfants, j'avais certes observé nombre de symptômes hépatiques chez les adultes typhoïdiques, mais je rattachais toujours ces symptômes à un alcoolisme plus ou moins avoué ou à de la malaria. Il m'a fallu la clinique infantile pour me faire découvrir qu'en Algérie il y avait lieu de décrire une forme hépatique de la fièvre typhoïde, indépendante de tares hépatiques antérieures cliniquement appréciables.

J'ai été conduit à insister chez les enfants sur certaines particularités. Ainsi les hémorragies intestinales sont assez fréquentes, de même que les hémorragies nasales, gingivales, sous-cutanées (purpura) et ne sont pas fatalement mortelles ; elles indiquent la nature hémorragipare du processus typhoïdique en Algérie.

Les symptômes nerveux, le délire sont souvent très marqués, à l'inverse de ce qu'on observe en France ; je ne parle pas de la méningite typhoïdique, qui n'est pas plus répandue en Algérie qu'ailleurs.

Comme l'avait déjà indiqué Henoch, les rechutes sont fréquentes. J'ai déjà fait remarquer combien ces complications étaient à redouter dans la forme hépatique.

Le Dr Perrusset (de Bougie), après m'avoir écrit que la fièvre typhoïde est extrêmement rare à Bougie, me dit avoir souvent observé des fièvres continues chez des enfants, fièvres continues qui ne seraient pas d'origine palustre.

Voici la description qu'il en donne : « Début insidieux, céphalée ; le plus souvent pas d'épistaxis — température montant progressivement jusqu'au 8ᵉ jour, — période d'état de durée variable, pouvant durer 3 à 4 et même 5 semaines ; — constipation de règle, surtout pendant les huit ou dix premiers jours. Hypertrophie rapide de la rate, qui reste stationnaire à partir du 10ᵉ jour, et régresse plutôt, après cette période d'invasion. Il en est de même du côté du foie. — Pouls lent au début, n'est jamais, pendant les 10 ou 15 premiers jours, en rapport avec la thermométrie. Douleur plus ou moins prononcée de la fosse iliaque droite ; — quelques taches rosées, mais la langue n'est pas absolument celle du typhoïdique. — Terminaison toujours heureuse même après 40 ou 50 jours de maladie ; — escarres et abcès fréquents. »

Pour ma part, je n'hésiterais pas à ranger cette forme de

tropicaux. Manson (de Boston) insiste sur ce point dans son récent ouvrage.

La rate se tuméfie, en général assez légèrement.

Le foie augmente également de volume, assez fréquemment, même quand il n'y a pas eu malaria antérieure. La pression au niveau de la région hépatique provoque aussi parfois une douleur plus ou moins vive, douleur indépendante de la fosse iliaque des classiques. Ces symptômes hépatiques sont bien propres à la fièvre typhoïde d'Algérie, mais ils n'acquièrent toute leur intensité, toute leur importance que dans la forme étudiée plus loin, la forme hépatique.

Du côté de l'appareil respiratoire, la bronchite est de règle, mais il n'y a rien de particulier à en dire.

La courbe thermique est assez irrégulière, s'élevant très haut et brusquement coupée de rémissions insolites, remarquable aussi par l'existence de vrais accès intermittents, capables d'en imposer pour une invasion d'accidents palustres.

Le pouls n'est pas très stable. Il est généralement relativement lent, eu égard à la température, mais il s'affole parfois passagèrement, sans qu'une complication cardiaque ne survienne. Cette précipitation momentanée des battements du cœur est due certainement à une influence nerveuse.

Cette période dure généralement de quatre à sept jours environ, comme dans les pays tempérés, mais l'irrégularité parfois considérable de la courbe thermique rend difficile dans certaines circonstances sa distinction d'avec la période suivante.

Deuxième période ou période d'état. — Le délire qui existe déjà à la première période se montre avec plus d'intensité dans la seconde. L'état typhoïde s'accentue. Il peut y avoir encore des accès intermittents, mais ceux-ci sont moins fréquents, moins marqués. Les taches rosées apparaissent, plus ou moins nombreuses, si confluentes parfois qu'elles simulent l'éruption de la rougeole.

La diarrhée ou la constipation persistent, très tenaces. Fréquemment se montrent des hémorragies intestinales.

Période de défervescence. — Il n'y a pas de démarcation possible entre la période de défervescence et la période d'état, car au moment où l'on croit à une chute définitive de la tempé-

fièvre dans la fièvre typhoïde, puisque les symptômes de cette maladie existent au complet, y compris les taches rosées : il faut en retenir qu'il s'agit de fièvre typhoïde assez bénigne, *quoad vitam*, mais prolongée et s'accompagnant de constipation.

2. Fièvre typhoïde chez les vieillards. — En ce qui concerne les vieillards de 60 ans et au-delà, la proportion des décès par rapport à 10.000 vieillards en 13 ans (1881-1896) est de 10, tandis que de 40 à 59 ans, cette proportion est de 0,02 ; de 20 à 39 ans de 12 ; de 0 à 19 ans de 7.

Ce qu'il y a de remarquable dans cette énumération, c'est que les vieillards sont morts presque autant que les adultes de dothiénentérie ; de 40 à 59 ans, la maladie fait au contraire très peu de victimes.

Au reste, j'ai constaté, comme tout le monde et partout, que la fièvre typhoïde était beaucoup plus grave chez les vieillards que chez les adultes.

IV. — FIÈVRE TYPHOÏDE ET ÉTATS PATHOLOGIQUES DIVERS

Je serai très bref sur ce point, car je réserve pour un appendice la question si intéressante de l'association de la fièvre typhoïde avec la malaria, de la fièvre typho-malarienne en un mot.

Fièvre typhoïde et tuberculose. — L'ancien antagonisme des deux maladies ne semble plus exister qu'à l'état de mémoire, pour ainsi dire. Cependant M. Revilliod, au Congrès de Montpellier (avril 1898), a cité plusieurs observations établissant qu'entre la fièvre typhoïde et la tuberculose il pouvait y avoir un certain antagonisme d'évolution. J'ai moi-même communiqué au Congrès de Lille (juillet 1899) un cas de tuberculose cavitaire compliqué de fièvre typhoïde, qui se termina par une amélioration considérable des phénomènes relevant de la tuberculose.

Dans tous les cas, la tuberculose éclate fréquemment dans la convalescence de la fièvre typhoïde ; et il n'est pas rare de voir la fièvre typhoïde éclater chez un tuberculeux.

Ces propositions me sont inspirées par ma propre observation

Je dirai qu'à Alger les médecins sont très bien placés pour faire semblables constatations, puisque tous les hivers on leur envoie un grand nombre de jeunes tuberculeux, dont beaucoup contractent la fièvre typhoïde.

Fièvre typhoïde et choléra. — Il n'y a pas d'antagonisme entre ces deux affections : le choléra ne paraît pas influencer la courbe de mortalité de la fièvre typhoïde.

Ainsi en l'année 1885, aux mois d'octobre et novembre, le choléra régnait avec assez d'intensité dans un faubourg d'Alger, le faubourg Bab-el-Oued : dans ce même quartier, il n'y eut qu'un seul cas de fièvre typhoïde.

Voici d'ailleurs les chiffres de malades et de morts de la fièvre typhoïde pendant les mois d'octobre et novembre 1884, 1885, 1886, dans la ville d'Alger.

		Malades.	Décès.
	1884....	23.........	3
Octobre	1885....	23.........	5
	1886....	18.........	17
		Malades.	Décès.
	1884....	13.........	3
Novembre	1885....	10.........	4
	1886....	17.........	15

On voit que l'épidémie cholérique de 1885 n'a entraîné ni une aggravation, ni une diminution notable des cas de fièvre typhoïde et le pronostic *quoad vitam* de ces derniers n'a pas été assombri.

Fièvre typhoïde et dysenterie. — Les deux infections, qui ont leur siège initial dans l'intestin, sont susceptibles d'évoluer de concert chez le même malade ; mais le fait est rare.

Remlinger (1), en Tunisie, a vu assez souvent une fièvre typhoïde se déclarer au cours d'une dysenterie.

D'autres fois, c'était la dysenterie qui venait compliquer une fièvre typhoïde.

Bien plus rarement, au contraire, on voyait la dothiénentérie et la dysenterie se combiner dès le début pour créer une infection mixte des plus curieuses, mi-partie dysentérique, mi-partie typhoïdique.

(1) Remlinger, *Rev. de Médecine*, avril 1899.

Kelsch et Kiener (pages 80 et 81) avaient déjà signalé ces faits et bien indiqué que, dans les cas où la dysenterie et la fièvre typhoïde existaient ensemble, la première maladie était gênée en quelque sorte dans son évolution, mais introduisait dans cet ensemble morbide un élément de gravité. Ils rappelaient deux épidémies, l'une décrite par Colson (1) à l'île de Mère, en face Cayenne, avec une mortalité de 50 p. 100, l'autre décrite par Ehrel en 1847, à Taïti. Ils rapportaient en outre un cas personnel, observé à Montpellier.

Enfin M. Variot (2) vient de mentionner l'association dysentérico-typhoïde chez les enfants de l'hôpital Trousseau: la dysenterie éclatait dans la convalescence de la fièvre typhoïde et se montrait grave chez les affaiblis, bénigne chez les plus forts.

V. — TYPHO-MALARIENNE

Ce terme a été l'occasion de discussions sans nombre. S'il est vrai de dire que les mots servent à rendre la pensée plus nette, il est permis également d'affirmer que, en créant l'expression : fièvre typho-malarienne, on a réussi surtout à brouiller les idées que l'on pouvait avoir et sur la fièvre typhoïde et sur la malaria.

Un rapide historique, passant en revue surtout les opinions des principaux auteurs qui se sont occupés de la question, nous montrera que, en toutes choses, il faut d'abord s'entendre sur la signification des expressions, si l'on ne veut pas s'exposer à créer des types, plus des entités morbides, destinées à disparaître au premier regard d'un observateur pénétrant et dépourvu d'idées préconçues.

Historique. — Dans les écrits de Torti (1712), on retrouve peut-être des traces de cette fièvre typho-malarienne. L'auteur, éprouvant beaucoup de difficultés à distinguer les fièvres sub-continues des continues, créa, pour les résoudre, sa théorie de la fièvre proportionnée qui ressemble beaucoup à la fièvre typho-malarienne.

(1) Colson, Thèse de Paris 1855.
(2) Variot, Soc. *de Pédiatrie*, décembre 1899.

J. Carspix. La fièvre typhoïde dans les pays chauds.   9

A cette époque lointaine, on confondait d'ailleurs facilement les fièvres paludéennes et les fièvres typhoïdes; mais peu à peu la séparation se faisait et à la fin du xviii° siècle cette séparation était faite : ainsi l'atteste Cullen (1785).

Broussais, en renversant la spécificité étiologique des fièvres, devait nuire à la manifestation de la réalité : ainsi ses élèves Bailly (1828), Nepple (1835) et en Algérie, à Bône, Hestein (1833), Maillot (1835) s'y reconnaissent à peine dans les fièvres paludéennes à symptômes multiples, qu'ils observent. Maillot, cet esprit si juste, va jusqu'à dire que la fièvre pseudo-continue peut se transformer en fièvre typhoïde, par suite de la phlogose intestinale.

Félix Jacquot, en 1843, signala l'existence d'une fièvre proportionnée paludéenne, que Frison étudia en faisant l'histoire de la fièvre typhoïde en Algérie (1867).

L. Colin (1870) reprit la question, pendant son passage dans les hôpitaux de Rome.

Aux États-Unis, au Congrès de Philadelphie (1876), Woodward traita de cette fièvre typho-palustre, et le Congrès adopta cette proposition que la fièvre typho-palustre ne pouvait être considérée comme un type spécial de fièvre, mais paraissait résulter de l'influence combinée des causes qui produisent la malaria et la dothiénentérie.

Kiener (1877), à l'occasion d'une épidémie de fièvre typhoïde et de fièvres palustres, observée à Philippeville, fit un mémoire qui lui servit pour tracer, avec Kelsch (1), la symptomatologie de la fièvre typho-malarienne. Après eux, citons Dupont (1878), qui étudia ces fièvres à la Guyane, Torrès-Homen (1879), Sorel (1880), Corre (1883). Ce dernier fait plusieurs classes de typho-malarienne: 1° fièvres typho-malariennes dupliquées ou par association ; 2° fièvres typho-malariennes unifiées ou malariennes, typhoïdiformes. Ce serait pour lui une pyrexie engendrée sous l'action d'un infectieux unique (typho-malarien), agent composé d'un produit septique extérieur et du principe malarien; 3° enfin les typho-malariennes transformées dans lesquelles la malaria devient typhique, sous l'influence

____

(1) Kelsch, *Traité* p. 343.

d'une infection engendrée par l'organisme lui-même. Il faut rapprocher cette opinion de celle de L. Colin, que nous avons cité précédemment. L. Colin admet aussi la transformation de la fièvre malarique en fièvre typhoïde : « Tout mouvement fébrile violent, dit-il, accompagné d'une altération profonde des sécrétions, et d'accidents gastro-intestinaux intenses comme ceux de la fièvre rémittente palustre, peut entraîner le développement spontané de la fièvre typhoïde. » Ces opinions renferment certainement une grande part de vérité; mais elles cadrent mal avec nos idées courantes sur la spécificité morbide.

Citons comme autres travaux français : Momson (1885), Cahan (1), Savin (2), Vitrac (3), et un article fort important de H. Vincent (4).

Pour ces auteurs, en général, la fièvre typho-palustre est considérée comme une association de la fièvre typhoïde avec la malaria, surtout depuis les travaux de Kelsch et Kiener. Les étrangers ne partagent pas tous notre manière de voir à cet égard; nous avons déjà dit cependant que Woodward (1876) inclinait à voir dans la fièvre typho-palustre une combinaison des deux infections : Anais, Actken, Obédonare, Borelli, y voient une forme grave de la fièvre typhoïde; Manson en fait une entité morbide distincte.

Enfin, Scheube, dans son récent traité (5), distingue deux groupes de malaria-typhoïd. — Dans le premier, il range les cas de combinaison (superposition) des deux maladies; dans le second, il range les cas de malaria propre, pure (eine reine malaria-fieber) à phénomènes semblables aux phénomènes typhiques.

Nos correspondants nous parlent peu de cette fièvre typho-malarienne; il est visible que pour eux cette fièvre est due à l'association des deux maladies, ce qui est conforme à l'opinion classique.

Le Dr Prengrueber (de Palestro) nous envoie un mémoire fort

<hr>

(1) De Cahan, Thèse. Paris, 1888.
(2) Savin, Thèse. Bordeaux, 1894.
(3) Vitrac, Thèse. Paris, 1895.
(4) Vincent, *Mercredi médical*, 4 décembre 1895.
(5) Scheube, *Die Krankheiten der Warmen Länder*. 1897.

documenté sur la typho-malarienne, mais dont les conclusions ne seront pas admises par tous.

Pour cet observateur instruit et consciencieux, il ne s'agit pas dans cette typho-malarienne de la combinaison des deux maladies, mais simplement de la rémittente palustre; il n'y a donc que de la malaria dans cette prétendue association.

Je dirai d'abord que cette opinion est fort légitime chez M. le D⁰ Prengrueber, qui observe depuis de nombreuses années dans un pays où la fièvre typhoïde est à peu près inconnue.

D'après lui, cette fièvre durerait 10 à 15 jours; elle s'accompagnerait de phénomènes bilieux et nerveux assez graves, mais guérirait toujours grâce à l'emploi du sulfate de quinine.

Il n'est pas possible de discuter l'opinion de chacun, puisque les auteurs seraient d'avis semblable, si un mot vicieux ne s'était introduit dans la terminologie médicale.

Ce qu'il y a de certain, c'est qu'il est possible de rencontrer parfois associées entre elles la malaria et la fièvre typhoïde; cette association n'a pas pour effet de créer une entité morbide spéciale, un hybride comme le voudraient certains, mais elle donne à l'une des deux maladies envisagées, soit la malaria, soit la fièvre typhoïde, une physionomie bien particulière.

Dieulafoy disait (1) : « J'admets bien cette association, mais je voudrais voir sur une même préparation la bacille d'Eberth et l'hématozoaire de Laveran. »

Ce desideratum a été rempli par H. Vincent, qui, à l'hôpital du Dey à Alger, eut l'occasion d'étudier 17 cas de fièvre typho-palustre chez des militaires : « L'examen microscopique de frottis faits avec la pulpe de rate fraîche, établie en couche mince, puis coloriée soit par le liquide de Ziehl, soit par le bleu phéniqué, révèle une quantité parfois considérable d'hématozoaires du paludisme.... Lorsqu'on parcourt la préparation, on trouve en outre, à côté des corps de Laveran, des bacilles en forme de navettes; ces bacilles ne prennent pas le Gram..... Dans l'ensemencement du suc de la rate, on a trouvé un bacille mobile, ne liquéfiant pas la gélatine et se développant sur pomme de terre sous forme d'une culture mince et humide non

______

(1) Dieulafoy, *Traité de pathologie interne*.

colorée. Ce bacille végète bien dans le bouillon phéniqué porté à la température de quarante-deux degrés ; il ne fait pas fermenter la lactose et n'agit pas sur le lait tournesolé..... Ce microorganisme est donc le bacille d'Eberth. »

Symptomatologie. — C'est la description de Kelsch et de Kiéner, qui nous servira de guide, car elle répond admirablement aux faits que j'ai observés et aussi aux faits de Vincent (dans le travail cité).

Il faut distinguer plusieurs cas comme le font Kelsch et Kiéner :

1° *Paludisme ancien*, silencieux ; fièvre typhoïde réveillant le germe malarique, mais conservant dans l'association le rôle prépondérant.

2° *Paludisme antérieur*, en évolution ; la fièvre typhoïde s'y ajoute, mais reste subordonnée à la première infection.

Le premier cas est de beaucoup plus fréquent ; certains médecins, en présence des symptômes palustres qui existaient si souvent dans la dothiénentérie d'Algérie, avaient méconnu la nature de celle-ci, et avaient pensé à un antagonisme possible entre les deux maladies.

Et cependant il ne faut pas exagérer cette constatation, car il ne faut pas mettre sur le compte du paludisme tous les accès intermittents que l'on rencontre soit au début, soit en plein cours, soit dans la convalescence de la dothiénentérie. Je me suis déjà expliqué sur cette cause d'erreur, si répandue ; l'intermittence se rencontre très souvent en dehors du paludisme, c'est ce qu'on ne saurait trop répéter.

Le second cas est beaucoup plus rare, car il est bien difficile de voir un éveil de paludisme, à l'occasion d'une fièvre typhoïde chez des gens qui, dans le cours de cette dernière infection, présentent certains cas intermittents en plus ou moins grand nombre, alors que, pendant de longues années après leur guérison, ils resteront indemnes de tout accident palustre.

3° *Paludisme contemporain de la dothiénentérie* ; il en résulte un processus mixte, véritable fièvre proportionnée présentant plus d'intérêt que les deux cas précédents.

En voici la description très succincte : « La maladie commence comme une véritable fièvre intermittente, avec accès qui ne cèdent pas au sulfate de quinine, puis la diarrhée s'établit, souvent bilieuse, avec epistaxis, bronchites, taches rosées, ballonnement, stupeur, délire, tous signes appartenant spécialement à la dothiénentérie. A l'impaludisme ressortent dans la même période, la mélanémie, la tuméfaction rapide et souvent douloureuse du foie et de la rate, les allures périodiques ou irrégulières de la fièvre. La courbe thermique offre parfois des rémissions considérables ; des accès pernicieux éclatent parfois avec le coma, l'algidité, du délire, de l'ictère généralisé.

En cas de mort, à l'autopsie on trouve les doubles lésions de l'impaludisme et de la dothiénentérie.

En cas de guérison, la convalescence est traversée par des accès de fièvre rebelles qui peuvent amener tous les désordres de l'impaludisme chronique.

Pareille description est évidemment purement schématique, car dans certains cas la maladie est moins proportionnée, si l'on peut ainsi dire : tantôt la fièvre typhoïde prend le dessus, tantôt le paludisme s'accuse davantage.

A la lecture du tableau clinique précédent, n'y a-t-il pas un rapprochement tout indiqué à faire entre la fièvre typho-palustre et la fièvre typhoïde à forme hépatique ? Certainement, mais il sera toujours possible d'éviter la confusion, en réfléchissant que les autopsies de forme hépatique de la fièvre typhoïde n'ont révélé que des lésions typhoïdiques et non des lésions palustres, d'ailleurs la tuméfaction du foie et de la rate dans cette forme est loin d'atteindre le degré qu'elle prend dans la typho-malarienne.

Au reste, si des infections diverses se rapprochent ainsi, c'est que les conditions cosmiques leur impriment certaines modifications analogues, ce qui n'ébranle en rien la spécificité morbide ; le rôle du climat est de diriger une infection, mais non de la transformer en une autre.

Kelsch et Kiéner décrivent fort bien le type thermique de ces typho-malariennes : « Il y a des accès quotidiens bien distincts au début et à la fin des fièvres typho-paludéennes, mais aussi dans le cours de la maladie. Le frisson survient tout à coup par 39 degrés, la température s'élève brusquement à 40 degrés pour retomber au bout de quelques heures au milieu de sueurs, au taux habituel. La mélanémie, la concomitance de vomissements bilieux ou d'un léger ictère, la tuméfaction rapide du foie et de la rate, l'efficacité de la quinine marquent la signification de ces paroxysmes. »

Et plus loin : « L'élément paludéen ne peut-il pas modifier plus profondément encore le type thermique de la fièvre typhoïde, et le couper par des rémissions complètes en pleine période d'état ? Nous nous sommes posé cette question, en présence de certains faits d'une détermination difficile auxquels vraisemblablement a été souvent appliquée la dénomination de fièvres subcontinues. »

Il m'a semblé également que le paludisme n'était point nécessaire pour provoquer semblables rémissions ; les tracés thermiques se rapprochent de ceux de M. Bérard (de Teniet-el-Haad), reproduits dans le travail cité plus haut.

Généralement la fièvre typho-palustre est fort grave, l'élément paludéen imprimant à l'organisme une déchéance profonde ; c'est peut-être parce que le paludisme touche très profondément le foie, que la maladie proportionnée (pour employer un ancien terme) est plus sévère ; cette conclusion n'autorise pas à voir dans toutes les fièvres typhoïdes d'Algérie un élément palustre ; je crois avoir démontré que le climat, que les conditions cosmiques agissaient souvent dans le même sens que l'infection paludéenne.

Parmi les accidents les plus fréquents de la typho-malarienne je citerai, avec Kelsch et Kiéner, les syncopes, les morts subites et les hémorragies, accidents que j'ai trouvés fréquents dans la forme hépatique de la fièvre typhoïde d'Algérie, même quand le paludisme devait être écarté sans hésitation.

Anatomie pathologique. — On rencontre à l'autopsie les lésions propres aux deux maladies. Sur les plaques de Peyer, la tendance ulcéreuse est manifeste, même si les lésions ne sont pas très avancées ; il semble en effet que le paludisme enraye le développement de la plaque de Peyer ; en sorte que des plaques à peine saillantes peuvent être le siège d'une perforation intestinale. Ce fait bien mis en relief par MM. Kelsch et Kiéner a été confirmé dans le récent travail de M. Vincent.

La rate et le foie sont très augmentés de volume.

Les reins offrent les altérations de la néphrite parenchymateuse.

Diagnostic. — C'est surtout avec la rémittente palustre typhoïde que le diagnostic devra être fait.

Pour certains auteurs il n'y a pas de différence spécifique entre la fièvre typhoïde et la rémittente typhoïde palustre; M. Kelsch pense que sous ce nom de fièvres rémittentes typhoïdes se cachent souvent des typho-malariennes ou des fièvres typhoïdes de courte durée.

Voici les éléments du diagnostic : provenance du sujet d'une localité marécageuse, où la fièvre typhoïde est rare, quelques atteintes antérieures de fièvre, prompte efficacité du sulfate de quinine; tous ces caractères sont fort bien indiqués par le Dr Prengruber (de Palestro) dans une communication inédite.

Souvent cependant l'autopsie seule permet le diagnostic, en faisant constater dans le cas de typho-malarienne les doubles lésions de la malaria et de la fièvre typhoïde.

La conclusion de Kelsch et de Kiéner est à citer : « Nous avons dû reconnaître notre impuissance à établir dès aujourd'hui la démarcation absolue du domaine de la fièvre typhoïde dans l'endémie algérienne. »

Aujourd'hui, sans être parvenus encore à établir cette dénomination, nous sommes en voie d'y arriver, car, d'une part, le paludisme disparaît ou s'atténue considérablement dans certaines localités, et d'autre part le séro-diagnostic constitue pour nous un guide des plus sûrs dans l'application des cas si difficiles à élucider.

En résumé, oublions toutes les discussions d'antan sur la fièvre typho-malarienne, et habituons-nous à voir dans ce syndrome morbide une infection mixte, analogue à d'autres moins fréquentes, mais moins complexes : tuberculose et fièvre typhoïde, rougeole et scarlatine, fièvre typhoïde et dipthérie, typhus et dipthérie (*cas personnel*), grippe et tuberculose (1).

(1) Voir encore un article d'A. Eshner relatant une association de fièvre typhoïde avec tuberculose pulmonaire et pneumonie (*Amer. Journ. of the Med. Scienc.*, juillet 1899).

VI. — TERMINAISONS DE LA FIÈVRE TYPHOÏDE

1. La mort dans la fièvre typhoïde. — Je ne veux pas refaire un chapitre bien étudié dans les classiques. Je dirai seulement : 1° qu'en Algérie la mort est souvent précoce au 6e ou 7e jour; quelques cas sembleraient avoir été mortels dès le 2e ou 3e jour, ce qui rappelleraitles cas de l'épidémie de Clapham (Murchison), mais, pour ces derniers, je n'ai pu obtenir une démonstration rigoureuse.

2° Que la mort subite s'observe plus fréquemment qu'en France, surtout dans la forme hépatique. Relativement à la pathogénie de cet accident, je répéterai que le cœur ne paraît pas devoir être incriminé en règle générale; j'accepterais plus volontiers dans nos cas l'explication de Dieulafoy.

2. Convalescence. — Nous ne reviendrons pas sur ce que nous en avons dit, à savoir : son installation difficile, sa longue durée, les accidents qui la signalent : hémorrhagies, vomissements, troubles gastriques, rechutes.

Les rechutes sont fréquentes, presque constantes dans la forme hépatique; il s'agit souvent de simples recrudescences, qu'on appellerait peut-être mieux rechutes subintrantes, quand plusieurs rechutes s'enchevêtrent les unes dans les autres, au point que la première étant à peine ou n'étant pas terminée, une seconde commence à évoluer avec son cortège habituel : taches rosées, diarrhée, etc.

3. Récidive. — On sait la rareté des récidives dans la fièvre typhoïde. Manson (de Boston) déclare que, dans une analyse de 676 cas de fièvre typhoïde, reçus à l'hôpital pendant les années 1890 et 1891, il n'a, après de soigneux examens de rapports, trouvé aucun cas « de retour ». Dans un travail algérien (1), nous trouvons relatés deux cas de fièvre typhoïde récidivante; le premier ayant trait à deux atteintes de fièvre typhoïde à quatre ans d'intervalle, seconde atteinte, beaucoup plus grave que la première; le second ayant trait à deux attein-

(1) Dr Narboni, th. de Paris, 1894.

les de fièvre typhoïde à quinze ans de distance, seconde atteinte encore beaucoup plus grave que la première.

4. Suites et séquelles de la fièvre typhoïde. — En dehors des psychoses et névroses, susceptibles de se montrer dans la convalescence de la maladie, ou longtemps après sa terminaison, nous devons dire que l'appareil digestif conserve, pendant un laps de temps souvent considérable, une grande susceptibilité : ainsi les indigestions sont fréquentes, les embarras gastriques se répètent avec une grande fréquence. Dans beaucoup de cas, il nous a semblé que la dilatation stomacale observée chez des malades remontait à une fièvre typhoïde plus ou moins ancienne, ce qui confirme l'opinion de Bouchard.

CHAPITRE V

CONSIDÉRATIONS PATHOGÉNIQUES

Les faits qui ressortent de tout ce travail, c'est que la fièvre typhoïde en Algérie touche fort sérieusement le foie, au point de légitimer parfois la création d'une forme clinique spéciale, la forme hépatique, ensuite que la maladie est plus grave au point de vue de la mortalité comme au point de vue de la durée, des complications, que dans les pays tempérés.

J'en ai assez dit dans les pages précédentes pour qu'il soit facile de comprendre que la seconde proposition dépend de la première, c'est-à-dire que la gravité de la fièvre typhoïde en Algérie, constatée depuis longtemps par les médecins de l'armée, en particulier par Kelsch et Kiener, confirmée par les recherches que j'ai entreprises, résulte d'une atteinte profonde de l'appareil digestif tout entier, spécialement et surtout du foie.

Serait-ce que les germes de l'intestin, serait-ce que le bacille d'Eberth auraient acquis une virulence plus grande, du fait du milieu climatérique? Le Dr Legrain (de Bougie) incline de ce côté.

Serait-ce que les associations microbiennes, supposées très fréquentes au cours de la fièvre typhoïde en Algérie, détermineraient ces accidents hépatiques dont la description a été faite précédemment ? Il me semble que l'on abuse des infections secondaires et qu'on fait trop bon marché de l'intoxication, de l'auto-intoxication surtout. M. Calmette n'a-t-il pas fait remarquer, avec la compétence que l'on sait, que la flore microbienne intestinale ne se modifie pas sensiblement dans les pays chauds?

(1) Congrès de médecine interne de Bordeaux, août 1895.

Voilà une grande maladie infectieuse qui a ébranlé tout l'organisme en général, certains organes en particulier, les émonctoires par exemple : Ne va-t-il pas en résulter certains troubles qui s'expliqueront tout naturellement par des auto-intoxications? Eh bien! quand une fièvre typhoïde seprolonge, cas fréquent dans notre milieu, quand des hémorragies, des troubles digestifs intenses réapparaissent pendant la convalescence, beaucoup de médecins parlent d'infections secondaires. Sans doute il serait imprudent de nier celles-ci; mais dans ces cas-là, il faut qu'elles fassent leurs preuves, sinon, c'est l'explication physiologique qui doit prévaloir, c'est l'idée d'auto-intoxication qui doit être préférée, et c'est par ce mécanisme que j'ai tenté d'expliquer presque toutes les particularités de la fièvre typhoïde algérienne.

Dans les pays chauds, en Algérie notamment, les fonctions digestives sont manifestement troublées.

Le foie est torpide, au moins pour la grande majorité des auteurs, et l'explication de cet état torpide réside dans l'existence de conditions cosmiques particulières. M. Planté fait aussi jouer un grand rôle à l'alimentation trop carnée, aux conserves, aux mets épicés dont on abuse dans ces pays. Pour ma part, je vois là une cause adjuvante, et l'influence du climat me paraît dans beaucoup de cas suffisante pour conditionner un grand nombre de symptômes hépatiques, apparaissant au cours d'infections diverses, de la fièvre typhoïde en particulier.

Parmi ces conditions cosmiques, la chaleur tient une grande place; mais mes recherches ne concordent pas tout à fait avec celles d'Arnould et Kelsch, de L. Colin. Pour ces derniers, en effet, comme pour moi-même, la fièvre typhoïde s'accroît brusquement à partir de juin avec les chaleurs, atteint son apogée vers août ou septembre, à l'époque la plus chaude de l'année, et décline ensuite lentement à partir d'octobre, avec l'abaissement graduel de la température jusqu'au mois de janvier suivant.

Mais d'autre part Arnould et Kelsch disent que « c'est au moment où la température atteint son maximum annuel que surviennent les cas les plus graves, caractérisés par une évolution tumultueuse et rapide, et par une terminaison presque toujours funeste : c'est alors que la fièvre typhoïde atteint des hommes déjà avancés en âge et acclimatés. »

En Algérie le mois le plus chaud de l'année est le mois de juillet, comme le mois le plus froid est le mois de janvier. Or il est facile de voir sur mes tracés que le maximum de la mortalité par fièvre typhoïde est au mois de septembre et non pas au mois de juillet. La température moyenne maximum est peut-être moins élevée en septembre, mais il y a d'une part du sirocco (vent du sud-est) dans ce mois, et d'autre part, pendant les journées sans sirocco, une plus grande saturation de l'air atmosphérique par la vapeur d'eau. Il me semble donc que ces deux conditions : sirocco et humidité, jouent un grand rôle non seulement dans l'éclosion des cas de fièvre typhoïde, mais surtout dans l'apparition de phénomènes graves, et surtout de phénomènes en rapport avec l'adultération hépatique.

D'ailleurs l'influence de ces journées avec sirocco ou de ces journées particulièrement humides saute aux yeux, pour ainsi dire, dès notre entrée à l'hôpital le lendemain : tous les malades, aussi bien les typhoïdiques que les tuberculeux, sont abattus, prostrés, en proie à une fièvre plus violente ; les premiers ont souvent une hémorragie intestinale plus ou moins abondante.

Ce qui commande surtout la torpeur de l'appareil digestif, du foie en particulier, c'est d'abord la tendance à l'uniformité des températures, le peu d'étendue des variations diurnes, puis l'élévation de la tension de la vapeur d'eau atmosphérique avec stabilité de l'état hygrométrique.

En effet, plus on se rapproche de l'équateur, plus la chaleur tend à s'uniformiser. Sous l'équateur, il est rare de constater dans les vingt-quatre heures des écarts de plus de deux à trois degrés.

Un médecin militaire, M. Ridreau (1), le faisait déjà remarquer en 1868 : « La moyenne des chaleurs (Alger-Bône) de 10 heures du soir est parfois la même que celle de six heures du matin et contrairement à l'opinion générale, la température ne descend guère à la nuit de plus de un à deux degrés au-dessous

____

(1) Ridreau. *Mém. de méd. et de pharm. militaires.* 1868, p. 97.

de celle de 10 heures du soir. Le fait est constatable non seulement dans les deux villes en question, mais aussi à Guelma, à Hammam-el-Shoukà, dans les villages appelés alors le Ruisseau d'Or, Millésimo 1, Millésimo 2, Héliopolis, à Oran, à Mers-el-Kébir, à Misserghin, à Lourmel, à Aïn Temouchent, à l'Oued Isser, à Tlemcen, à Sidi-Bel-Abbès, à Mascara, à Tiaret, sur les Hauts-Plateaux du Sersou, du Djebel-Nador, du Djebel-Amour, c'est-à-dire au sud, au nord, à l'est et à l'ouest, et à toutes les latitudes. »

Et M. Ridreau rappelle l'opinion de C. Broussais (1), qui était conforme à la sienne.

En second lieu, l'humidité est un élément important du climat; ses variations doivent être envisagées au point de vue de la tension que présente la vapeur d'eau atmosphérique, ce qui constitue l'humidité absolue de l'air, et au point de vue de l'état hygrométrique ou rapport de la tension actuelle à la tension maxima correspondant à la même température, ce qui constitue l'humidité relative.

Il est facile de voir dans les tableaux de M. Sambuc (2) pour Alger que la variation annuelle de l'humidité absolue constitue une valeur constamment plus grande dans cette ville qu'à Paris, pris comme terme de comparaison, et que le maximum s'observe en juillet, août, septembre, où l'on note les chiffres de 17, 18, 16 millimètres, alors qu'en Europe les chiffres correspondants sont 10, 11, 10; sous les tropiques, au contraire, la tension de la vapeur d'eau, bien plus considérable, atteint les chiffres de 19, 20, 23 millimètres.

Quant à l'humidité relative, on peut voir sur les mêmes tableaux que l'amplitude de la variation annuelle est bien plus grande à Paris qu'à Alger, *où l'état hygrométrique varie peu d'un mois à l'autre.* La moyenne annuelle est moindre cependant à Alger, mais en été l'humidité relative est considérable en cette ville.

Ce sont cette stabilité et cette élévation de l'humidité absolue qui constitueront pour moi une seconde caractéristique du climat algérien (la tendance à l'uniformité thermique constituant la

(1) C. Broussais. *Recueil de Mém. de méd. et de pharm. militaires*, t. LX, p. 40.
(2) Sambuc, *Etude sur le climat d'Alger*, Montpellier, 1897.

première); ces données indiquent que l'Algérie se différencie, au point de vue climatologique, du climat des pays tempérés, et se rapproche plutôt du climat des pays tropicaux.

Tout le monde a remarqué que sous les tropiques, et de ce qui s'observe dans ces pays, il est possible de conclure, dans une certaine mesure, à ce qu'on observe en Algérie, les diverses fonctions, particulièrement les fonctions digestives sont troublées. — Et pour expliquer ces troubles, les auteurs, ne méconnaissant pas l'action du climat, se divisent en deux camps, les uns voulant y voir des phénomènes d'excitation, les autres des phénomènes de dépression conduisant à l'atonie.

Parmi les premiers, M. G. Treille, s'appuyant sur les phénomènes d'hypercholie si fréquents dans les pays chauds, voit là un indice de l'excitation hépatique. Pour ma part, en dépit de ce symptôme, je me range du côté de ceux qui estiment que, dans les pays chauds, toutes les fonctions sont ralenties, les fonctions hépatiques autant et plus que les autres. En effet, la sécrétion biliaire n'est, d'abord, qu'une des fonctions du foie ; puis, son augmentation, en quantité du moins, ne sert peut-être qu'à masquer l'insuffisance de la qualité ; en un mot, la bile élimine peut-être moins de matériaux toxiques dans les pays chauds que dans les pays-tempérés, en dépit des apparences ; sa composition n'est peut-être pas la même ; ces hypercholies sont peut-être à rapprocher de ces métrorragies des chlorotiques, sur lesquelles M. Charrin a insisté et qui servent si peu à la dépuration de l'organisme, en raison de leur faible toxicité, ou bien encore et mieux, de ces polyuries propres aux brightiques interstitiels.

D'ailleurs, l'hypocholie, dans les pays chauds, est presque aussi fréquente que l'hypercholie.

D'autre part, tout milite en faveur d'une dépression générale de l'organisme ; M. Planté l'a fort bien établi.

Du côté de l'intestin, il y a une diminution de sécrétions, d'où constipation, paresse intestinale.

Quant aux fonctions hépatiques, on note des alternatives d'hypersécrétion et d'hyposécrétion biliaire ; le taux de l'urée est diminué, la fonction glycogénique amoindrie ; les combustions sont ralenties ; le pouvoir antitoxique de la glande, en rapport avec son pouvoir glycogénique (Roger) est donc forcément en état d'infériorité.

Les autres fonctions ne sont pas plus favorisées; c'est ainsi que la respiration, comme l'a montré M. Treille, est entravée singulièrement, puisqu'en raison de l'importance de la tension de la vapeur d'eau, intervenant dans la valeur totale de la pression barométrique, l'oxygène arrive aux poumons sous une pression plus faible, peu favorable aux échanges; l'anémie tropicale s'expliquerait donc très facilement. De même pour la circulation; les battements du cœur s'accélèrent, la pression artérielle s'abaisse, phénomènes indiquant l'insuffisance cardiaque.

En ce qui concerne les sécrétions, j'ai déjà dit qu'il n'était pas prouvé que la sécrétion biliaire fût augmentée, qualitativement du moins. La sécrétion cutanée peut donner lieu aux mêmes réflexions; i la transpiration est énorme dans ces pays, s'en suit-il que cette sécrétion soit réellement efficace, qu'elle contribue largement à l'élimination des poisons de l'organisme? Je ne le crois pas; bien au contraire, l'état de saturation de l'atmosphère est peu favorable à cette élimination salutaire.

Quant à la sécrétion rénale, tout le monde admet qu'elle est très diminuée dans les pays chauds.

De ce qui précède, il est permis de conclure à l'atonie générale de tout l'organisme dans les pays chauds, en Algérie particulièrement.

Comment expliquer cette atonie? Faut-il dire, avec M. G. Treille, qui, sans croire à l'atonie hépatique en particulier, tente cette explication ingénieuse des troubles morbides des tropiques, faut-il dire que la grande quantité de chlorure de sodium éliminée par les sueurs fait que l'HCl de l'estomac ne peut se former en quantité suffisante, puisque les chlorures générateurs de cet acide ont été enlevés à l'organisme? De là une dyspepsie hypochlorydrique, origine de toutes les déviations fonctionnelles.

Comme je l'ai indiqué plus haut, je crois que la sécrétion sudorale est plus apparente que réelle dans les pays chauds, et que, dans tous les cas, sa capacité d'élimination doit être réduite. Il me semble rationnel d'admettre que l'oxygène, paraissant avoir une tension fort diminuée, toutes les combustions qui se passent dans l'intimité des organes et qui assurent leur fonctionnement doivent être en souffrance, et cette explication pourrait suffire à tout, si cet abaissement de la tension de l'oxygène était bien démontré. Pour ma part, sans dénier toute influence, au cours de l'acclimatation, à d'autres facteurs, je vois dans la stabilité de l'état hygrométrique si remarquable à Alger en particulier, comme sur tout le littoral, et dans l'uniformité de la température, la raison d'être de cette atonie généralisée à tout l'organisme.

Et la démonstration de cette proposition est facile : en effet, grâce à de pareils éléments climatologiques, la surface extérieure du corps est constamment soustraite, dans une certaine mesure, aux incitations périphériques, incapables de se réaliser dans un milieu aussi uniforme, aussi peu sujet aux changements, aux variations atmosphériques; or, ces incitations périphériques, par les réactions centrales, viscérales, qu'elles provoquent, entrent pour une grande part dans le bon fonctionnement des organes, des émonctoires en particulier; elles sont la condition d'un mouvement vital normal.

Leur absence ou leur atténuation explique les auto-intoxications multiples dont nous sommes les victimes dans les pays chauds.

Le premier organe atteint est vraisemblablement le foie, comme l'atteste l'observation de tous les jours : l'insuffisance hépatique, plus ou moins développée, est la règle, et pour peu qu'on recherche l'urobilinurie, l'indicanurie, l'hypoazoturie, et les petits signes (Hanot) on les rencontre; ces recherches devraient entrer dans la pratique courante, car jusqu'à présent on n'a guère étudié que l'aboutissant final des intoxications, la déchéance hépatique complète, générale ou partielle, l'ictère grave, les abcès du foie et les autres grosses lésions.

Alors il n'est pas surprenant que, dans une grande infection, comme la fièvre typhoïde, le foie soit plus touché ici qu'il ne l'est d'ordinaire en France; les lésions anatomiques de cet organe ne sont pas à vrai dire beaucoup plus marquées, mais son fonctionnement est plus profondément troublé. Ce qui prouve l'exactitude de cette proposition, c'est qu'en Algérie même, dans les centres où les variations de la température se rapprochent de ce qu'on observe en France, dans ces centres où l'altitude corrige la latitude, la fièvre typhoïde ne se distingue guère de la fièvre typhoïde des pays tempérés (villes des Hauts Plateaux).

Les hémorragies, les troubles nerveux sont particulièrement fréquents. Est-il besoin de faire intervenir les toxines eberthiennes pour expliquer ces phénomènes? Je ne le crois pas, car ces toxines disparaissent très vite au cours de la maladie, et quand une fièvre typhoïde dure deux à trois mois, il est irrationnel de faire intervenir encore le B. d'Eberth ou ses produits? Il faut bien plutôt, j'imagine, penser aux traces, aux désordres qu'ont pu laisser dans l'organisme ces causes pathogènes, à la suite de leur passage, de leur séjour. Quant aux infections secondaires invoquées souvent, mais parfois sans preuves, je me suis déjà expliqué sur leur rôle que je ne nie pas, mais que je trouve exagéré par certains, surtout quand on n'apporte à l'appui aucune preuve bactériologique.

D'autre part, il est constant que, parmi les déchets organiques, il y a des poisons hémorragipares (Charrin); il est constant également que les auto-intoxications hépatiques (1) entraînent une foule de désordres nerveux, parmi lesquels une asthénie toute particulière, que j'ai retrouvée dans les fièvres typhoïdes d'Algérie comme dans la grippe.

Sans aller même jusqu'à invoquer ces poisons de l'économie, on conçoit d'après les variations possibles du flux de la bile dans l'intestin, comment certains symptômes peuvent apparaître avec une fréquence plus ou moins marquée : tantôt la constipation, tantôt une diarrhée plus ou moins intenses : le manque de bile dans l'intestin peut entraîner la paralysie de ses fibres musculaires, d'où constipation, ou bien l'irritation de la muqueuse par des produits non transformés, d'où diarrhée. D'ailleurs la bile normale est antitoxique, comme M. le professeur Teissier l'a montré au Congrès de Bordeaux.

Au cas où la bile est plus abondante que l'état normal, il peut y avoir diarrhée bilieuse, diarrhée verte. Ces cas d'hypercholie ne sont pas d'ailleurs les plus graves : au contraire, ils parai-

(1) Léopold Lévy, Thèse.

traient plutôt légers, car ils indiquent une tentative réactionnelle énergique de la part du foie.

La théorie que je viens d'exposer maintenant, théorie absolument classique d'ailleurs, mais appliquée peut-être nettement
pour la première fois aux fièvres typhoïdes d'Algérie, cette
théorie, ou du moins son adaptation spéciale, ne va pas sans
objections.

Tout d'abord, peut-on dire, il est presque impossible d'éliminer l'alcoolisme et la malaria, pour ne parler que des intoxications les plus fréquentes en Algérie : dès lors, ce foie, que
vous croyez n'avoir été influencé que par des conditions cosmiques, ce foie a déjà été éprouvé par une infection, par une intoxication antérieure.

J'ai déjà répondu à cette objection. En opérant une sélection
sévère parmi mes malades, je suis arrivé à éliminer le malaria et l'alcoolisme chez eux, au moins chez 20 d'entre eux, et
chez ces 20 malades, j'ai pu observer des symptômes hépatiques en grand nombre et aussi la forme spéciale dite forme hépatique.

Mais dira-t-on encore, si l'alcoolisme est facile à écarter chez
des enfants, il n'en est pas de même de la malaria. Celle-ci
existe partout en Algérie, soit à l'état de manifestations cliniques indiscutables soit à l'état larvé; autant dire que tout Algérien est forcément un paludéen.

B. de Lespinois(1), étudiant la fièvre typhoïde à Fort-de-France
(Martinique), croyait à l'intervention du paludisme; quand la
maladie présentait des irrégularités, notamment des accès intermittents. M. Allix (2), au contraire, avait soin de dire que de
tels accès ne reconnaissaient pas toujours pour cause le paludisme.

Il est d'ailleurs facile de constater que les courbes de la morbidité typhoïdiques et de la morbidité palustre sont loin de se
superposer. Ainsi, à Tlemcen, où le paludisme est rare, la fièvre typhoïde est fréquente et fort grave (Bernard).

Ensuite le paludisme larvé ne doit être admis qu'avec les plus

(1) De Lespinois, T. de Paris, 1881.
(2) Allix, *Diagnostic entre la fièvre rémittente d'Algérie et la fièvre
typhoïde*. Th. de Paris.

expresses réserves. Ainsi de ce qu'un accident quelconque, névralgie ou autre, revient périodiquement ou guérit avec le sulfate de quinine, il ne faut pas en conclure que cette névralgie est d'origine palustre.

Et en présence de deux hypothèses : influence du paludisme larvé, influence de conditions cosmiques spéciales, il faut évidemment préférer la seconde, puisqu'elle repose sur des faits solidement établis, alors que la première a une base fragile, ébranlée tous les jours par des recherches nouvelles.

En résumé, s'il serait contraire aux idées modernes, contraire à la réalité des faits, de ranger la fièvre typhoïde d'Algérie dans le groupe arbitraire de F. Jacquot, des fièvres climatériques, il est très légitime d'insister sur ce fait que les conditions climatiques impriment à la maladie une physionomie particulière, et contribuent à lui donner un cachet de gravité qu'elle n'a point dans les pays tempérés, à moins de conditions spéciales, survenant par extraordinaire et tout à fait momentanément (1).

(1) Je me suis appuyé sur les notions courantes touchant le rôle du foie. Je dois cependant dire que d'après des recherches récentes de mon maître, le professeur Teissier (en collab. avec M. Guinard), certaines toxines microbiennes puiseraient, une fois injectées dans la veine porte, un surcroît d'activité incontestable ; en serait-il de même de certains poisons normaux ? Il est impossible à l'heure actuelle de répondre à cette question.

CHAPITRE VI

ANATOMIE PATHOLOGIQUE

Il est bien évident que j'insisterai seulement sur les points qui m'ont le plus particulièrement frappé.

Intestin. — Les follicules clos et les plaques de Peyer toujours boursouflés, tuméfiés, présentent tous les degrés de l'infiltration bacillaire et de la réaction phagocytaire.

Toutefois, on peut dire que les ulcérations ne sont ni très nombreuses, ni très profondes.

Ce qui frappe au contraire souvent, c'est la disproportion que l'on constate entre les lésions de ces organes lymphoïdes, en général peu touchés, et la gravité de la maladie.

Ces ulcérations aboutissent dans une faible proportion à des hémorragies ou à des perforations.

Les follicules isolés ou agminés atteints siègent surtout vers la fin de l'intestin grêle.

Dans quelques cas ces follicules étaient tuméfiés ou même ulcérés jusque dans le gros intestin.

Quand une hémorragie abondante a eu lieu récemment, on découvre très rarement une ulcération que l'on puisse incriminer ; mais l'intestin paraît fortement injecté dans toute son étendue et les capillaires sont distendus au maximum.

Les ganglions mésentériques sont gros, infiltrés, dans un rapport variable avec les lésions de la région intestinale à laquelle ils correspondent.

Reins. — Les reins présentent souvent l'aspect du rein infectieux. Dans un certain nombre de cas, il a été noté des dépôts de graisse du côté des calices.

D'ordinaire ils sont mous et décolorés ; la substance corticale est très développée.

Rate. — La rate, volumineuse, friable, est toujours plus ou moins ramollie. Dans les nombreux cas de dothiénentérie grave, atypique, que j'ai relevés, elle était complètement en bouillie. D'ordinaire la périsplénite accompagne ces lésions constantes de la rate.

Cœur. — Le cœur présente une désorganisation en rapport avec la durée et l'intensité de l'infection. Il est souvent flasque (cœur de Louis), s'étale sur la table d'amphithéâtre. Des traînées graisseuses remplissent les sillons, la coupe est d'une teinte feuille morte.

Poumons. — Les bases sont souvent congestionnées. Plusieurs cas de fièvre typhoïde ont été compliqués de pneumonie.

Foie. — C'est cet organe qui devait plus particulièrement attirer mon attention. Dans les formes anormales, si fréquentes dans le pays où nous observons, dans cette forme gastro-hépatique particulièrement, où l'examen clinique révèle la déchéance fonctionnelle du foie, cet organe a été trouvé à l'autopsie gros, souvent gras, avec toutes les apparences du foie infectieux, atteint dans tous ses éléments.

A la palpation, il était dur en certains points, friable en d'autres ; rarement la consistance était normale.

A la coupe macroscopique, il apparaissait par endroits fort pâle, ailleurs ecchymotique. Les cellules hépatiques, les premières lésées, étaient dans un état de tuméfaction trouble, aboutissant parfois à la dégénérescence granulo-graisseuse.

Ce n'est que très rarement que des micro-organismes ont été trouvés dans les coupes du foie. Chez une petite fille de quatorze ans, morte d'une pneumonie droite à la période d'état de la dothiénentérie, il était possible de déceler sur des coupes traitées par la méthode de Kuehne, modifiée par Legry, des pneumocoques dans les capillaires hépatiques. L'endo et la périphlébite se rencontreraient très fréquemment.

Au contraire, les cholécystites et les angiocholites ne paraîtraient pas fréquentes.

La bile est généralement aseptique : dans le cas rappelé précédemment, où des pneumocoques se rencontraient dans le foie, la bile ensemencée dans un bouillon de culture ne l'avait pas troublé.

Parfois les lésions des éléments nobles cèdent le pas aux lésions d'irritation qui portent sur le tissu conjonctif, émanation de la capsule de Glisson qui sert de squelette à la glande hépatique.

Il est fort difficile de saisir et surtout de démontrer l'origine de cette cirrhose infectieuse. Un exemple frappant m'en fut fourni par une malade morte au cours d'une rechute, soixante jours après le début de la pyrexie. Le foie avait été douloureux pendant la maladie ; des épistaxis et des hémorragies gingivales s'étaient produites, mais l'insuffisance cardiaque avait masqué les méfaits de l'insuffisance hépatique.

A l'autopsie le foie était gros, pâle, mou. Il pesait 1670 gr. Les coupes histologiques montrèrent que les veines des deux systèmes étaient élargies, enflammées et que d'elles rayonnaient des travées conjonctives qui découpaient les lobules hépatiques en fragments méconnaissables. Par places, on voyait des groupes de cellules embryonnaires accolées aux vaisseaux ou isolées, rappelant les nodules décrits par Logry. Les cellules hépatiques tuméfiées, souvent hyalines et chargées de graisse, prenant mal le picrocarmin, accusaient une adultération profonde.

En somme, il s'agissait d'hépatite parenchymateuse greffée sur de l'hépatite interstitielle.

Dans ce cas, on ne trouvait pas de micro-organismes dans les coupes du foie, mais la bile, épaisse, filante, rouge, contenait des bacilles trapus, très mobiles, ne prenant pas le Gram. Voici les caractères qui ont permis d'en faire des bacilles d'Eberth et non des coli-bacilles.

1°) la culture sur pomme de terre avait l'aspect spécial bien connu, que prennent les colonies de l'Eberth ;

2°) la réaction négative de l'Indol ;

3°) la réaction confirmative du milieu fermentescible coloré.

4°) le séro-diagnostic positif (avec du sang de typhoïdique) ;

5°) l'inoculation de cinq centimètres cubes de bouillon de 18 heures à un cobaye qui mourut 8 jours après, avec tous les phénomènes d'une violente infection typhoïdique, tels que Sanarelli les a si bien décrits. Dans la rate et le foie du cobaye, le même bacille, présentant les mêmes caractères, a été retrouvé.

CHAPITRE VII

DIAGNOSTIC

En Algérie, le diagnostic doit toujours être fait avec la fièvre palustre : « Il nous est arrivé souvent, disait Vallin, de ne pas savoir, après la mort du malade, si nous devions écrire sur le registre de décès : fièvre typhoïde ou fièvre continue palustre : l'autopsie seule révélait la nature véritable de l'affection. »

C'est surtout dans la forme hépatique que le diagnostic est difficile ; en effet, le début brusque avec grands accès intermittents fait penser inévitablement au paludisme, surtout en pays paludéen, et de fait l'erreur est difficile à éviter ; un élément de différenciation, c'est l'absence de rémission absolue pendant plusieurs jours de suite, rémission qui est habituelle dans les manifestations palustres. S'il s'agit d'une fièvre continue palustre, les difficultés sont encore plus grandes : la présence de la mélanémie, de l'hématozoaire de Lavéran, la tuméfaction considérable du foie et de la rate, le séjour dans une localité notoirement entachée de paludisme établissent clairement l'intervention d'un élément palustre ; il ne s'agit plus alors que d'examiner attentivement les symptômes typhoïdiques, pour les rattacher soit à la malaria évidente, soit à une fièvre typhoïde plus ou moins dissimulée. Il est évident que le séro-diagnostic est appelé à rendre des services incalculables dans la pyrétologie algérienne, mais un tel moyen est difficile à employer par des médecins de colonisation, éloignés de tout centre important, obligés de parcourir quotidiennement des trente à quarante kilomètres. Il sera nécessaire qu'ils prennent l'habitude d'envoyer du sang de leurs malades aux laboratoires d'Alger, et encore la solution ne leur arrivera peut-être pas toujours en temps voulu : dans tous les cas, nos connaissances sur les fièvres climatériques, les fièvres typhoïdes d'Algérie, deviendront, grâce à cette pratique, plus étendues, plus fécondes en résultats.

En présence de ces difficultés de diagnostic, il faut conseiller aux praticiens de penser toujours à la fièvre typhoïde dans les cas d'une manifestation fébrile plus ou moins continue ; en méconnaissant la dothiénentérie, nous risquons, laissant notre malade aller et venir, manger quelque aliment plus ou moins solide, nous risquons de voir se développer sous nos yeux, avec une brusquerie déconcertante, une perforation intestinale et une péritonite suraiguë : les formes ambulatoires de la dothiénentérie ne sont pas exceptionnelles en Algérie, et les accidents qui peuvent les compliquer sont d'une nature telle qu'il faut à tout prix y penser, pour les éviter.

Quelquefois il faudra différencier la fièvre typhoïde de l'hépatite suppurée ; je dirai que celle-ci tend à devenir rare en Algérie, probablement grâce à une hygiène mieux comprise ; elle s'accompagne d'accès intermittents, mais d'une tuméfaction considérable du foie, qui est fort douloureux en un point : elle a été précédée de dysenterie.

Dans tous les cas l'erreur se dissipe vite, grâce à l'apparition des symptômes typhoïdiques qui n'appartiennent pas à l'hépatite.

Au cours de la maladie, quand celle-ci a marché d'une façon irrégulière, avec une courbe thermique très accidentée, il est encore possible de commettre une grave confusion, lors de l'apparition d'accès pernicieux. La perniciosité ne relève pas de la malaria seule. De bons observateurs, tels que Frison, Colin, H. de Lespinois, Kelsch et Kiener ont reconnu que la fièvre typhoïde pouvait provoquer de véritables accès pernicieux. Si ceux-ci sont d'origine paludéenne, il est facile de s'en assurer en ponctionnant la rate ; dans ces cas, l'hématozoaire de Laveran est décélé en abondance.

J'ai déjà parlé de l'erreur, trop fréquemment commise, qui consiste à considérer un typhoïdique commençant comme un aliéné : l'élévation de température dans ces cas est un élément important de distinction.

Quant au diagnostic entre la fièvre typhoïde et l'embarras gastrique fébrile, je ne le tenterai même pas, l'analogie des deux affections semblant de plus en plus vraisemblable, ainsi que le prouverait un récent travail de Roux (1), qui confirme, à l'aide du séro-diagnostic, les recherches antérieures de Kelsch et Vaillard, de Lemoine, de Catrin et de Remlinger.

En ce qui concerne la fièvre de Malte (fièvre méditerranéenne), il est souvent bien difficile de le distinguer de la fièvre typhoïde à forme prolongée; il n'y a que le séro-diagnostic qui soit capable de nous tirer d'embarras.

Je n'ai pas voulu traiter du diagnostic de la fièvre typhoïde avec d'autres affections communes dans les pays tempérés. C'est seulement sur les difficultés éprouvées par les médecins algériens, concernant la différenciation des cas de fièvre typhoïde, que j'ai voulu attirer l'attention.

(1) Roux, *Arch. de méd. et de pharm. militaires*, avril 1898.

CHAPITRE VIII

PRONOSTIC ET GRAVITÉ

I. — Pronostic. — Il se tire de l'examen complet du malade, et il est plus sévère quand les symptômes hépatiques sont plus accusés, ce qui ressort des pages précédentes.

Certains auteurs ont dit que, en cas de fièvre typhoïde avérée, le pronostic était très sérieux, si la séro-réaction, tentée vers le 10° jour était négative : cette question est encore à l'étude, et je ne saurais encore émettre une opinion sur le séro-pronostic.

II. — Gravité. — C'est le rapport entre la morbidité et la mortalité typhoïdiques. Elle est essentiellement variable, selon une foule de circonstances.

1. Gravité de la fièvre typhoïde d'après les statistiques hospitalières.

Je rappelle certaines statistiques bien connues : celle de Murchison, donnant une gravité de 18,82 p. 100, celle de Griésinger de 13 p. 100 à 23, 9 p. 100., celle des hôpitaux de Paris (de 1866-1881) de 21, 8 p. 100, (de 1882-1888) 14, 1 p. 100, chiffres empruntés à l'ouvrage de M. Brouardel.

A Bologne (1), dans les hôpitaux de la ville de 1862 à 1892, la mortalité typhoïdique a varié beaucoup. Chez le professeur Concato, mortalité en 14 ans de 87 p. 100, chez le professeur Murri, mortalité de 13, 7 0/0, le premier employant les bains froids, le second n'usant que d'une balnéation très mitigée.

A l'hôpital de Mustapha, pour une période de 10 ans (1887-1890), j'obtiens une proportion de 14, 6 p. 100 seulement, ce qui

(1) Docteur L. Silvagni, *la Febbre typhoïde*, etc., Milan, 1895.

est sensiblement parallèle aux résultats obtenus dans les hôpitaux de Paris.

Voici d'ailleurs les résultats annuels durant cette période :

1887...	12 p. 100
1888...	8 p. 100
1889...	28 p. 100
1890...	12 p. 100
1891...	10 p. 100
1892...	10 p. 100
1893...	20 p. 100
1894...	22 p. 100
1895...	8 p. 100
1896...	10 p. 100

2. Gravité en ville. — Il est de notion vulgaire que la mortalité de ce groupe est de beaucoup inférieure à la mortalité hospitalière (Brouardel).

Or, la mortalité dans la ville d'Alger a atteint pendant la période 1884-1888 une proportion de 47 p. 100, chiffre considérable, en désaccord avec la déclaration que je viens de rapporter.

Voici les résultats annuels.

1884...	43 p. 100
1885...	25 p. 100
1886...	62 p. 100
1887...	46 p. 100
1888...	50 p. 100

Il faut donc bien mettre ce point en relief et chercher à expliquer pourquoi Alger diffère tant des autres villes de France ou d'Europe. C'est que, s'il est une ville où l'on entre peu à l'hôpital, c'est bien Alger; s'il est une ville où l'on meurt moins à l'hôpital, c'est encore Alger. En effet, beaucoup de malades, surtout les Italiens, les Espagnols, les Juifs et les Maltais, entrés à l'hôpital pour une maladie quelconque, sont retirés de vive force par la famille, quand leur mort est imminente ; aussi que d'autopsies échappent aux chefs de service! Il semble que pour une immense partie de la population, la partie la plus misérable, mourir à l'hôpital soit un déshonneur, à éviter à tout prix : voilà certainement la raison qui fait que la fièvre typhoïde paraît moins meurtrière à l'hôpital qu'en ville.

Il résulte donc de mes statistiques qu'à Alger la gravité de la fièvre typhoïde (hôpital et ville) est exprimée par le rapport 30, 5 p. 100, ce qui est un chiffre élevé permettant de dire que la maladie est beaucoup plus grave à Alger que dans la plupart des villes de France.

Au contraire, pour les hôpitaux d'Alger, le chiffre 14 p. 100 montre que la maladie est moins grave que dans les hôpitaux de Paris et des autres grandes villes d'Europe : la mortalité de la ville vient malheureusement combler le déficit et au delà (le Bulletin Municipal de la ville d'Alger enregistre depuis quelques années et les malades et les morts, ce qui m'a permis d'établir cette statistique si intéressante, bien qu'elle soit limitée à un nombre restreint d'années).

3. *Gravité suivant l'âge.* — Mes constatations corroborent absolument les données classiques ; la gravité de la fièvre typhoïde s'accroît avec l'âge, d'une façon générale ; dans la première et la seconde année de la vie cependant, le pronostic est très sévère.

Tandis que les adultes (au-dessus de 15 ans) meurent à l'hôpital dans la proportion de 15 p. 100, les enfants (de 0 à 15 ans) meurent seulement dans la proportion de 6 p. 100.

La morbidité typhoïdique par rapport à la morbidité générale est exprimée chez les adultes par 1,10 et chez les enfants par 2,30 p. 100.

En général, en Algérie, on contracte la fièvre typhoïde à un âge moins avancé qu'en France, très souvent avant quinze ans, (le fait est peut-être plus frappant chez les Musulmans).

4. *Gravité suivant le sexe.* — Presque tous les auteurs disent que les hommes sont touchés plus profondément que les femmes. A Alger pendant 13 ans (1881-1894) il est mort 475 hommes, 300 femmes de fièvre typhoïde, mais je n'ai pas le loisir d'étendre une statistique sur ce point particulier. Mes observations paraissent du reste en conformité avec celles des classiques.

5. *Gravité dans l'armée d'Afrique.* — Sans empiéter sur les travaux des médecins de l'armée, je dois dire que les troupes d'Algérie sont plus éprouvées que les troupes de France par la fièvre typhoïde, à la fois plus fréquente et plus grave ;

pour s'en convaincre, il suffit d'ailleurs de feuilleter la *Statistique médicale de l'armée*, publiée tous les ans.

La morbidité et la mortalité typhoïdiques chez les soldats sont encore plus considérables en Tunisie qu'en Algérie.

Variations de gravité d'une région à l'autre. — En Algérie comme en France il y a des villes où la fièvre typhoïde est très grave, d'autres où elle est bénigne. Sidi-Bel-Abbès et Batna paraissent plus profondément éprouvées que les seize autres villes dont la courbe de mortalité typhoïdique a été donnée dans le graphique I ; cette courbe n'exprime peut-être pas la réalité, puisque, là comme ailleurs, il faut tenir compte du hasard des séries.

De tout temps, dans ces deux villes, la gravité de la fièvre typhoïde a été remarquée. A Bougie, au contraire, la rareté et la bénignité de la maladie sont choses indiscutables.

A quoi tiennent ces différences profondes entre plusieurs villes ? Il est à peu près impossible de fixer la loi de cette remarquable différence d'action (Brouardel et Thoinot).

On avait dit qu'en Algérie les fièvres typhoïdes du littoral étaient plus sérieuses que celles de l'intérieur. Les constatations, les statistiques précédentes ne cadrent pas avec ces faits, qui sont cependant vrais en partie. Les villes du littoral sont les villes où l'humidité est la plus prononcée, et ce facteur augmente certainement la gravité de la maladie (voir ce qui a été dit plus haut sur l'état hygrométrique et la tension absolue de la vapeur d'eau). Ces villes seraient certainement prédisposées à développer des dothiénentéries fort graves ; mais c'est sur le littoral que les villes ont le plus souci d'une bonne hygiène publique, parce qu'elles sont plus importantes, plus habitées par les étrangers riches pendant l'hiver. D'ailleurs, certaines de ces villes du littoral suppléent aussi par d'autres conditions aux influences climatériques défectueuses. Ainsi Bougie, ville du littoral, à une altitude de 140 à 165 mètres environ, est bâtie tout entière en amphithéâtre, ce qui permet aux eaux d'égout de ne pas stagner, de s'écouler librement à la mer. Aussi la fièvre typhoïde est-elle rare et bénigne dans cette ville.

Les localités où règne, dans la saison des chaleurs, un sirocco des plus violents sont fâcheusement influencées par cette condition atmosphérique et les dothiénentéries, au moins pendant une période de l'année, sont fort graves.

Quant à la fièvre typhoïde rurale en Algérie, j'ai montré que les petits centres (Teniet-el-Haad et villages de Taza, Bourbaki, etc.) étaient en général indemnes de fièvre typhoïde, mais qu'au cas d'importation de la maladie, celle-ci se montrait fort sérieuse.

7. *Variations de la gravité typhoïdique dans un même foyer.* — Je viens de dire qu'à certaines époques de l'année, dans une même ville, la fièvre typhoïde était plus grave qu'à d'autres époques; la chaleur, l'état hygrométrique, la tension de la vapeur d'eau doivent être comptés parmi les facteurs de cette augmentation de gravité; les graphiques I et II, et ce que j'ai déjà dit dans le courant de cette étude renseignent complètement à cet égard.

CHAPITRE IX

TRAITEMENT

Je ne dois pas m'étendre longuement sur le traitement de la
fièvre typhoïde en Algérie, car je ne veux pas passer en revue
les méthodes qui sont en usage dans tous les pays du monde et
ont reçu la consécration de l'épreuve du temps. Je veux simplement exposer les principes devant, à mon avis, être toujours
présents à l'esprit du praticien qui a à soigner des typhoïdiques
en Algérie.

Ce travail a montré, je l'espère, qu'un organe, le foie, était
manifestement en état d'infériorité, quand le processus éberthien envahit l'organisme, processus qui n'épargne pas non
plus cet organe.

Les indications qui peuvent résulter de cet élément morbide
spécial à l'Algérie consisteront à stimuler le foie, à solliciter
d'autres organes, à qui le titre de vicariants conviendra dès lors
fort bien.

Je dirai tout d'abord que la médication systématique par les
bains froids en Algérie a donné les meilleurs résultats. M. le
Dr A. Cochez, professeur de clinique médicale, l'a surabondamment démontré.

Je dirai aussi que, dans les cas de phénomènes ataxo-adynamiques avec mollesse du cœur, je me suis très bien trouvé de
l'emploi de la méthode mise en honneur par M. le professeur
Bouchard « des bains chauds progressivement refroidis ».

Il m'apparaît que la balnéation, selon Bouchard ou selon
Brand, réveille des réflexes endormis, fait sortir de leur torpeur certains organes, dont le foie, et crée aussi des suppléan-
ces dont la principale s'affirme par une urination abondante ;
dans notre pays, c'est souvent le rein qui nous sauve quand le
foie est en défaillance.

I. — HYGIÈNE ET RÉGIME DU TYPHOÏDIQUE

De l'hygiène, rien à dire! Brouardel a donné les règles essentielles, dont nous devons user en Algérie.

Quant au régime, quelques particularités sont utiles à relever : la règle générale, dans une infection aussi longue que la dothiénentérie, c'est qu'il faut alimenter le malade dès le début de la maladie. Mais quelle alimentation convient-il de donner? Si, dans les pays tempérés, on donne facilement des jus de viande, des poudres de viande, je crois que, dans notre pays, cette alimentation carnée présente ses dangers, en raison de la grande susceptibilité du foie. Aussi faudra-t-il être sobre d'aliments de ce genre, et insister sur le lait qui sera remplacé de temps à autre par des bouillons de poule.

Cette sévérité doit surtout être observée dans les formes où le foie est le plus profondément atteint, dans les formes hépatiques.

Cette règle, spéciale à notre climat, sera suivie pendant toute la durée de la maladie, avec les tempéraments que comportera l'état de l'appareil digestif et du foie.

Au lait seront adjointes comme boissons, des citronnades, des orangeades, données froides ou glacées. Même dans certains cas, il y a eu avantage à administrer des tisanes lactosées. Toutes ces boissons diurétiques servent admirablement à la décharge organique et contribuent à susciter une suppléance active de la part du rein, suppléance nécessitée par l'inaction du foie.

II. — MÉDICATION

a) **Médication réfrigérante.** — Je n'ai rien à ajouter aux quelques lignes écrites sur ce sujet au commencement de ce chapitre.

b) **Médication antipyrétique.** — L'acide salicylique et le salicylate de soude peuvent rendre de grands services, puisque ces médicaments sont les médicaments héroïques de la défaillance hépatique (Teissier). L'antipyrine, en raison de sa réputation de boucher le rein, devra être écartée.

Quant à la quinine, je ne l'emploie guère systématiquement comme certains l'ont fait et le font encore. Cependant il faut reconnaître que, dans les cas d'accès intermittents, même non paludéens, il y a intérêt à en faire usage, surtout pour faciliter le diagnostic. Le médicament agit surtout sur ces accès intermittents de quelque nature qu'ils soient, et en les supprimant, il tend à donner à la courbe thermique une régularité plus grande, se rapprochant davantage de la courbe thermique des fièvres typhoïdes de France.

En cas de typho-malarienne, il faut évidemment donner de la quinine, dans le but d'éviter l'apparition, toujours possible, d'accès pernicieux. Dans ces cas, c'est à haute dose qu'on donne le médicament, 1 gr. 50 à 2 grammes par jour, pendant quelques jours, en injections hypodermiques, malgré le danger des escarres.

c) Médication antiseptique. — Il faut être sobre d'antiseptiques intestinaux dans les fièvres typhoïdes d'Algérie, en raison de la toxicité qu'ils présentent par eux-mêmes. Toutefois le naphtol β peut être administré sans inconvénients.

Le meilleur des antiseptiques, c'est encore la purge, qui, principalement dans les formes à constipation, rend des services assez importants; les purgatifs sont d'ailleurs très propres à exciter la fonction biliaire.

d) Médication tonique. — Nous préférons à l'alcool et au vin, toujours mal supportés en cas de foie adultéré, des toniques cardiaques, tels que la caféine, l'éther.

e) Médication diurétique. — On l'a appelée, non sans pittoresque, *Balnéation interne.*

En parlant précédemment du régime, j'ai déjà dit quels bienfaits nous pourrions retirer des boissons diurétiques, dans un pays où les fonctions hépatiques sont altérées. Il faut boire beaucoup dans la fièvre typhoïde d'Algérie, mais sans exagérer, ce qu'on a de la tendance à faire. Une telle exagération aurait pour effet de produire la dilatation d'estomac, ce qui serait une source d'intoxications nouvelles. On irait donc précisément contre le but visé.

Quant au traitement des complications et de la convalescence
de la maladie, je n'ai point de règles spéciales à établir.

Le milieu dans lequel j'exerce ne m'a suscité aucune réflexion
particulière, digne d'être noté.

Il faut maintenant aborder le point le plus original de ce
chapitre, puisqu'il vise une pratique, que j'ai eu l'idée d'employer après mes recherches sur les formes diverses de la fièvre
typhoïde en Algérie, sur la forme hépatique en particulier.

Parti de cette idée que le foie avait besoin d'être soutenu
dans la fièvre typhoïde d'Algérie, il m'a semblé rationnel d'u-
tiliser, dans trois cas, l'opothérapie hépatique, deux fois en plein
cours de la maladie, une fois à une période très avancée.

En rappelant ceux-ci, j'ai simplement voulu montrer que ma
conception de la fièvre typhoïde en Algérie m'avait amené à
une méthode thérapeutique tout à fait moderne, et digne d'être
expérimentée dans nos climats.

Voici, résumées ces trois observations.

I. — (Obs. XXVIII). — Petit garçon de 20 mois, bien portant, sans
paludisme antécédent, jusque vers le 5 octobre 1898, jour où il fut
pris de vomissements bilieux, de diarrhée, en même temps qu'il présentait une température élevée (40°). Le second jour de la maladie,
accès de fièvre intermittente, ressemblant à un accès palustre. L'examen des organes fait percevoir quelques sibilances aux bases des poumons, un pouls à 130, un foie et une rate augmentés de volume, le
premier douloureux à la pression. La température se maintient toujours
très élevée (39·8 le matin, 40° le soir), sans accès intermittents.

Le cinquième jour, apparition de taches rosées assez nombreuses
sur l'abdomen; le sixième jour, epistaxis abondantes. Ces dernières
sont arrêtées avec des lavages antipyrines. Mais après leur disparition,
de larges taches purpuriques se montrent au niveau des articulations.
Le délire, jusqu'alors modéré, devient intense. Une hémorragie intestinale considérable apparaît (8e jour), puis vers le 9e jour, les taches
purpuriques deviennent confluentes au niveau des fesses et de la partie antérieure du thorax. Il se forme en ces endroits de véritables placards très étendus, de coloration rouge violacée.

L'état général est très mauvais. Le 10e jour, je crois devoir ajouter
au traitement par la méthode de Brand une injection de 1 gramme
d'extrait glycériné hépatique. Cette injection, assez douloureuse,
n'amène pas de modifications de la température. Je répète ces injections trois jours de suite, sans résultats, puisque la mort survient le
13e jour, dans le coma.

II. — (Obs. XXIX). — Petite fille de 12 ans, espagnole, habitant le même quartier que l'enfant précédent, le quartier Bal-el-Oued. Bien portante et même vigoureuse jusqu'au 10 octobre 1898, jour, où elle fut prise brusquement de courbature profonde, de vomissements, de diarrhée abondante et d'une fièvre élevée (40°5). Le diagnostic reste en suspens pendant quelques jours, malgré la présence des signes précédents, d'une épigastralgie gravative occipitale, de la continuité de la fièvre (40°5 le soir, 39°5 le matin) quand le dixième jour apparaît une efflorescence très riche de taches rosées sur l'abdomen. Aucun incident notable jusqu'au quatorzième jour, c'est-à-dire le 24 octobre, où il y eut une hémorragie intestinale très copieuse. Le lendemain, cette hémorragie continue, avec, simultanément, des hémorragies multiples, gingivales, nasales, vésicales et même cutanées, car du purpura en larges plaques rouge foncé apparaît au niveau des fesses et sur la face interne des cuisses.

L'état général est fort grave ; le pouls est presque incomptable, mou, irrégulier. Le nez et les lèvres se cyanosent.

Au point de vue des symptômes hépatiques, j'avais remarqué que dès le second jour de la maladie, le foie était gros et douloureux, en même temps que la rate. Les jours suivants, la tuméfaction hépatique diminue, et la tuméfaction splénique demeure. Avec l'apparition des hémorragies, le foie devient à nouveau gros et douloureux ; le bord antérieur est perceptible au niveau de la ligne ombilicale.

Je me décidai le douzième jour, malgré l'insuccès précédent, à employer l'opothérapie hépatique, sous forme d'extrait glycériné, préparation qui était seule en ma possession.

J'injectai un gramme le matin, un gramme le soir. Après quatre injections, qui furent très douloureuses, les hémorragies intestinales, vésicales et nasales s'arrêtaient complètement. Les gencives saignaient encore un peu, et les placards purpuriques, tout en pâlissant, persistaient encore.

Après huit injections, le foie n'était plus perceptible sous les fausses côtes, et les hémorragies étaient définitivement jugulées.

Pendant la période des hémorragies, la température s'était maintenue irrégulière, montant à 40° et 40°5 pour descendre parfois à 37°5 et même à 36°.

Une fois le traitement par l'opothérapie commencé, la fièvre se régularise ; on obtient la température de 38°5 le matin, 39° le soir. Le délire, jusqu'alors intense, disparut.

L'évolution de la maladie se continua sans phénomènes particuliers, et la défervescence, marquée par de grands accès intermittents, commença vers le 30° jour. La triade de Hanot (polyurie, hypothermie, pulsations au nombre de 70) fut notée le 30° jour. La convalescence s'installa presque aussitôt et ne fut pas très longue. Quelques troubles gastriques sans grande importance, il est vrai, gênèrent un peu son cours, mais la petite fille pouvait reprendre son métier de domestique deux mois et demi après le début de la maladie.

III. — (Obs. XXX). — T. C..., domestique, 18 ans, entre à l'hôpital de Mustapha, dans le service de la clinique médicale (Dr Cochez), le 20 juin 1800. — Fièvre typhoïde s'annonçant comme très grave dès le début (vomissements bilieux, céphalalgie intense, epistaxis), début qui remonte à 8 jours environ. Pendant plus de quatre mois, la fièvre assez irrégulière se maintint généralement élevée, baissant cependant quelquefois d'une manière anormale à 37°5, 37° et 36°. Des hémorragies multiples se déclarèrent au cours de cette maladie : intestinales, nasales, gingivales, buccales (peut-être stomacales), cutanées (purpura). Les vomissements reparurent à plusieurs reprises et furent toujours très intenses. Le foie fut gros et douloureux dès le début et resta tel jusqu'à la fin de la maladie.

Je vis la malade au mois de juillet, et ne la revis qu'en octobre, après les vacances. A ce moment (0 octobre), l'état général était des plus mauvais, les vomissements étaient presque invincibles, la diarrhée était abondante. La fièvre affectait le type intermittent 39°, 39°5, 40°, le soir et 36°5, 36°0, 37° le matin. Le foie dépassait la ligne ombilicale, était douloureux à la pression. Quelques epistaxis de peu de durée se montraient dans la journée. — L'urine, peu abondante, contenait peu d'urée. — Amaigrissement extrême.

Porté à voir dans cet état l'effet d'une auto-intoxication hépatique, je fis donner trois lavements d'huile de foie de morue de 100 grammes chacun par jour ; après quatre jours de ce traitement, la fièvre diminua pour disparaître complètement le 18 octobre ; l'état général s'améliora légèrement, les vomissements s'étant arrêtés, ce qui rendait l'alimentation possible.

Le 25 octobre, voyant que l'amélioration constatée ne faisait aucun progrès, je donnai 12 grammes d'extrait hépatique en lavements trois fois dans la journée. Le second jour de ce traitement, des vomissements bilieux, verdâtres très abondants se produisirent, et le troisième jour, on constatait que le foie, resté jusqu'alors très volumineux, avait considérablement diminué pendant ces trois jours, puisqu'il ne dépassait plus que de deux travers de doigt les fausses côtes. Les urines devenaient en même temps plus abondantes.

Mais au bout de cinq à six jours, voyant que ce traitement fatiguait beaucoup le malade, je dus m'arrêter.

L'affaiblissement fit de jour en jour plus de progrès, et la mort arriva le 0 novembre.

L'autopsie révéla, outre les lésions caractéristiques cicatrisées de la fièvre typhoïde, un foie pesant 1850 grammes, complètement gras, et très dur en certains points.

Pour qui connaît la gravité de ces formes à hémorragies

multiples, surtout quand le cœur faiblit, il n'est pas douteux que l'observation II est un exemple de guérison inespérée. Quant à l'observation III, elle démontre que, dans les cas où le foie est incapable de toute réaction, l'opothérapie ne saurait être d'aucun effet : cette médication dans le cas visé a été employée à la fin du troisième mois seulement, alors que, dès le commencement, la maladie s'était, d'une manière flagrante, jetée avec prédilection sur le foie; il ne faut pas demander à une méthode thérapeutique, des résurrections.

Dans la seconde observation, l'opothérapie hépatique a-t-elle agi seule pour produire ces bons résultats? On ne saurait conclure, en présence d'un cas unique et en présence aussi d'un échec non douteux à quelques jours de distance.

Je ferai simplement remarquer que le premier cas avait trait à un enfant beaucoup plus jeune, et qu'en ce qui concerne le second, la méthode de Brand, appliquée rigoureusement dès le début, ne paraissait pas améliorer l'état de la malade — et qu'au contraire, dès l'emploi de l'opothérapie, un changement complet s'opéra. Non seulement les hémorragies cédèrent, le foie rétrocéda, mais la fièvre typhoïde, jusqu'à ce moment extrêmement grave, sembla changer de nature : ce qui le prouve, c'est la rapidité relative de la défervescence, c'est aussi la rapidité, relative encore, de la convalescence.

Je me propose d'ailleurs d'expérimenter sur une vaste échelle l'opothérapie hépatique, puisque les considérations théoriques me poussent à reconnaître son utilité et que, d'autre part, son emploi, dans un cas, a paru me rendre service.

CHAPITRE X

PROPHYLAXIE

Il faut distinguer la prophylaxie privée et la prophylaxie publique.

I. — PROPHYLAXIE PRIVÉE

Il faut éviter de tomber en état de réceptivité morbide, ce qui arrive lorsque les fonctions digestives sont altérées. En Algérie, la proscription de l'alcool devrait s'imposer plus qu'ailleurs, puisque l'alcool et les boissons alcooliques portent leur action surtout sur le foie et le système nerveux, appareils si fortement touchés dans la fièvre typhoïde.

L'alimentation, surtout l'alimentation carnée, devrait être modérée, en raison du travail hépatique que cette alimentation nécessite.

Le lait et le lait bouilli doit au contraire être très recommandé, en raison de son peu de toxicité, en raison aussi de ses propriétés diurétiques.

Ces prescriptions doivent être rigoureusement suivies, particulièrement pendant la saison chaude, la saison des hautes températures et des atmosphères saturées d'humidité (en juillet, août, septembre, octobre). Elles seraient encore plus obligatoires si le bacille d'Eberth était un hôte habituel de l'intestin normal (Vaillard et Remlinger), si l'autotyphisation était prouvée d'une façon péremptoire.

En temps d'épidémies, il faut, comme dans tous les pays du monde, employer seulement de l'eau stérilisée, puisque l'eau joue un rôle considérable dans l'étiologie de la maladie.

II. — PROPHYLAXIE PUBLIQUE

Elle consiste « dans l'adduction d'une eau pure, restant pure dans tout son trajet », comme l'a fort bien dit Brouardel.

En Algérie, l'eau pure est facile à capter dans la plupart des centres (excepté dans le Sud), soit grâce aux sources, soit grâce aux puits artésiens.

Ce qu'il faudra éviter à l'avenir, c'est la construction d'égouts aussi défectueux que ceux qui existent actuellement dans un trop grand nombre de villes en Algérie.

Ces eaux d'égout contribuent à polluer des eaux pures à leur point de départ et de plus ils sont peut-être, par eux-mêmes, propres à disséminer la maladie, si l'origine tellurique est possible.

L'administration ne doit donc pas se contenter ici de veiller à la désinfection parfaite des selles des typhoïdiques et des objets divers mis en contact avec ceux-ci ; mais elle doit s'occuper activement de la réfection des égouts dans des villes comme Sidi-Bel-Abbès, Batna, Alger, où un véritable étang fécal forme le sous-sol d'un des plus beaux quartiers (Bab-Azoun).

A Alger, une telle situation préoccupe depuis longtemps nombre de nos concitoyens ; jusqu'à présent le statu quo a persisté avec tous ses inconvénients. Espérons que des études sérieuses vont être entreprises pour donner satisfaction et aux Algériens et aux étrangers.

Quelles seraient les modifications à accomplir ? Refaire les égouts et leur donner une pente suffisante ? Cette entreprise, outre qu'elle serait fort dispendieuse et fort difficile, ne donnerait pas la solution complète du problème, si les eaux vannes des égouts collecteurs continuaient à se déverser dans la baie de l'Agha, à l'endroit où s'étendra bientôt le nouveau port d'Alger.

Ce qui semble devoir rallier tous les suffrages (1), c'est le refoulement des eaux de l'égout Bab-Azoun, soit en mer, en dehors du fort, soit dans les dunes d'Hussein-Dey, terrain convenant parfaitement bien, en apparence, pour l'épandage.

(1) Voir *Bulletin municipal*, sept.-oct. 1895.

Au sujet de ce dernier système, considéré d'abord comme parfait, je dirai que de graves critiques lui ont été adressées dans ces dernières années ; le professeur Gabriel Pouchet, directeur du laboratoire du Comité consultatif d'hygiène publique de France, consulté par la municipalité de Rouen (1), déclara que les champs d'épandage réalisent l'épuration des eaux, lorsqu'ils fonctionnent dans des conditions qu'il est impossible de réaliser d'une façon continue ; l'eau à la sortie des appareils d'essai est absolument pure de tous germes, mais cela ne dure que pendant un temps variable.

Le plus beau spécimen des champs d'épandage est celui de Berlin, dans les plaines fameuses de la Sprée ; pendant plusieurs années, les résultats furent excellents ; mais aujourd'hui le champ est arrivé à la saturation ; il faut en chercher un autre. Pareil fait ne tardera pas à se produire à Achères, dans la plaine de Gennevilliers, qui est le grand champ d'épandage des égouts parisiens.

Les autres systèmes offrent moins d'aléa, semble-t-il, que le précédent.

Un ingénieur de notre ville, M. Sandoz, a préconisé un projet dans les détails duquel je n'entrerai point, mais dont je veux donner une idée générale. Ce projet a d'ailleurs été soumis à l'examen des municipalités d'Alger et de Mustapha. Il repose sur l'emploi du système Shône, qui consiste dans l'édification d'une série de grands réservoirs où l'air est comprimé et soumis à une pression de plusieurs atmosphères. Les récipients communiquent par des tuyaux avec des éjecteurs placés sur différents points de la ville et mis eux-mêmes en rapport avec les différentes parties du réseau d'égouts. Lorsqu'on ouvre le robinet qui fait communiquer le réservoir avec les conduites, l'air comprimé s'élance dans celles-ci ; il en chasse le contenu, les vide et les nettoie tout à la fois.

Les éjecteurs peuvent être établis dans le sous-sol de la ville, considération appréciable, particulièrement au point de vue de l'esthétique.

(1) R. Descamps, *Génie civil*, décembre 1893, et *Journal général de l'Algérie et de la Tunisie*, 23 mars 1899.

Ce système nécessite l'installation d'une usine productrice d'air comprimé.

Il reste maintenant à se demander ce qu'on fera de ces eaux vannes ; l'épandage n'a pas encore fait ses preuves, comme je le disais tout à l'heure, en m'appuyant sur une haute autorité scientifique. M. Sandoz recommande le procédé Howatson ou International Process ; avec celui-ci, pas d'arrêt à craindre ; quand un filtre ne fonctionne plus, l'autre est mis en marche, et ainsi de suite.

Les eaux vannes seraient conduites à une usine d'épuration et là subiraient un premier traitement par un agent chimique dit ferozone, constitué principalement par un mélange de sulfate de fer et d'aluminium.

Dans cette opération, toutes les matières organiques sont précipitées et neutralisées ; elles tombent au fond des réservoirs d'où elles sont passées au filtre-presse, qui les transforme en tourteaux, pour être vendus aux agriculteurs.

La partie liquide serait conduite sur des filtres spéciaux composés de sable, de silex concassé et d'un produit minéral nommé polarite, qui achèveraient son épuration, en la clarifiant. Cet agent, la polarite, achève l'oxydation commencée par le ferozone et transforme les matières organiques dissoutes ou en suspension, en acides carbonique et nitrique.

Dès lors, les eaux vannes, devenues complètement inoffensives, peuvent être, sans danger, rejetées à la mer.

A Mustapha, la villa préférée des hiverneurs, on construit actuellement un réseau complet d'égouts.

Nul doute que si ces améliorations sont mises à exécution, la fièvre typhoïde ne diminue d'intensité dans ces diverses villes ; tous les efforts des particuliers et des pouvoirs publics doivent donc tendre à abaisser la gravité de la maladie, en favorisant les entreprises de ce genre.

CHAPITRE XI

OBSERVATIONS

I. — FORMES HÉPATIQUES

Obs. I. — J. A..., petite fille de 5 ans. — Début brusque par vomissements persistant quatre jours, courbature généralisée ; diarrhée ocreuse dès le second jour. Epistaxis répétées. La température marque 40° le premier jour, et pendant huit jours oscille entre 39° et 40°. — A partir du 9° jour, que marque l'apparition des taches rosées sur l'abdomen, la courbe thermique devient des plus irrégulières, et il n'est pas rare de trouver le matin une température normale ou même subnormale, alors que le soir le thermomètre marque 39° ou 39°8. — Hémorragie intestinale abondante le dix-huitième jour. — Foie gros et douloureux seulement quand le sang paraît dans les selles ; retour aux dimensions primitives de l'organe, quand les selles redeviennent simplement diarrhéiques. — Délire presque continuel et parfois très violent. — Défervescence le 30° jour. — Douze jours d'apyrexie, et reprise brusque de la fièvre avec tuméfaction du foie pendant huit jours. Puis la convalescence s'établit et se fait remarquer par de la diarrhée ou de la constipation survenant à plusieurs reprises.

Obs. II. — K. L..., 48 ans, ménagère, en Algérie depuis 18 ans, ayant toujours habité Alger. — Prise presque brusquement d'un abattement profond avec nausées, et même vomissements. Fièvre élevée (39°8), diarrhée le troisième jour. Entrée à l'hôpital le quatrième jour ; facies vultueux, délire violent, diarrhée jaune ocre abondante. Température pendant trois jours ; matin 37°5 à 38°5 ; soir 39°5 à 40°. Transpirations abondantes dans la nuit ; la malade n'a d'ailleurs jamais eu d'accès palustres. Foie et rate très gros et douloureux. Urobiline dans l'urine qui renferme également de l'albumine. Fièvre devenant plus régulière, plus continue le huitième jour de la maladie. Taches rosées le onzième jour. Pouls régulier et assez résistant ; pr. artérielle : 14.

Hémorragies intestinales et gingivales vers le vingt-troisième jour ; apparition de symptômes ataxo-adynamiques, et mort au milieu d'une grande agitation le vingt-cinquième jour de la maladie.

Autopsie : Au niveau de l'iléon, quelques plaques de Peyer tuméfiées, une seule légèrement ulcérée. Foie pesant 1750 grammes, gorgé de bile.

Obs. III. — Jean C..., 15 ans, italien, né en Algérie; fièvre typhoïde ataxo-adynamique des plus graves; la défervescence ne commence guère qu'au trente-cinquième jour.

Le cinquième jour, vive douleur dans l'hypochondre droit; le foie déborde les fausses côtes de deux travers de doigt, et il est douloureux à la palpation. Teinte subictérique des conjonctives.

Le malade eut le foie tuméfié et douloureux pendant toute sa maladie et conserva pendant longtemps après la guérison (deux mois) un point sensible à la pression dans l'hypochondre droit.

La convalescence fut très longue; les fonctions digestives ne se rétablirent que tardivement.

Les urines, toujours très rares (250 à 450 grammes), augmentèrent un peu de quantité, quelques jours après la chute de la température, mais la véritable crise polyurique ne se produisit que vers le quarantième jour.

L'urobiline, très abondante dès le premier jour de la maladie, ne disparut qu'une fois la convalescence définitivement installée. L'urée, qui était excrétée pendant tout le cours de la fièvre typhoïde, à la dose de 8 à 9 grammes par vingt-quatre heures, n'atteignit les chiffres de 20, 21 grammes qu'avec la reprise de l'alimentation ordinaire.

Obs. IV. — Th. C..., vingt-cinq ans, entrée à l'hôpital de Mustapha le 15 octobre 1895, pour une fièvre typhoïde datant de trois jours. Vers le vingt-huitième jour, après une évolution absolument normale de tous les phénomènes habituels de la maladie, la guérison semblait assurée, en raison de la chute de la température depuis trois jours, du bon fonctionnement du cœur, et en dépit de la crise polyurique absente encore, quand la malade se plaignit des gencives, qui furent le siège d'une hémorragie en nappe peu considérable. Le lendemain, l'état général devint mauvais; des douleurs dans l'hypochondre droit se déclarèrent assez violentes, le thermomètre marqua 40 degrés, en même temps qu'un ictère assez léger, sans décoloration des selles, devenait évident. Les urines, presque supprimées (150 grammes), donnaient la réaction de Gmelin. Après deux jours de fièvre intense, de délire violent, la malade succombait.

A l'autopsie, on trouva, outre les lésions intestinales cicatrisées, une légère inflammation des gros troncs biliaires, un foie tuméfié présentant de nombreuses taches blanches, dites taches de Hanot, et, en certains points, des portions ayant subi un commencement de ramollissement.

Obs. V et VI. — Deux fièvres typhoïdes fort bénignes chez deux jeunes gens; le foie dépasse cependant légèrement les fausses côtes chez tous deux, et dans leurs urines, on décèle de l'urobiline en grande abondance.

La convalescence fut très longue chez tous deux et fut marquée par des troubles digestifs assez tenaces.

Obs. VII. — D. C..., portefaix, depuis dix ans en Algérie; alcoolique léger (âgé de trente-et-un ans). Fièvre typhoïde avec diarrhée intense et vomissements; teinte subictérique des conjonctives, foie légèrement tuméfié et douloureux; la défervescence se fait, après de grandes oscillations thermiques, le vingt-huitième jour.

Les urines, rares (500 grammes), sédimenteuses, ont contenu, pendant quatre jours, un gramme d'albumine par litre, albumine qui disparut subitement sans entraîner de complications rénales immédiates.

L'urobiline et son chromogène ont été rencontrés en abondance pendant tout le cours de cette dothiénentérie. L'urée ne dépassa jamais 12 grammes et s'abaissa peu après à 6 grammes par 24 heures; sa courbe ne remonta, et très lentement, qu'après l'établissement de la convalescence.

Apparition, au cours de cette convalescence, d'un prurit tenace sans éruption, sans ictère.

Obs. VIII. — L. M..., cuisinière, 42 ans, fièvre typhoïde très grave, ataxo-adynamique; délire furieux; subictère; hémorragie intestinale au vingtième jour, et mort le lendemain dans l'hypothermie.

Urobiline en grande quantité dans l'urine; urée, 10 grammes en vingt-quatre heures (quantité d'urine, 500 grammes). A partir du troisième jour, impossibilité absolue de recueillir les urines qui étaient émises, d'ailleurs en quantité absolument minime.

Obs. IX. — Athan. J..., trente ans; un peu d'alcoolisme. Fièvre typhoïde à courbe thermique peu élevée, mais très tenace. Vomissements dès le début de la maladie, persistant trois jours et cédant aux moyens ordinaires.

Le quinzième jour, au moment de l'acmé, douleur légère dans l'hypocondre droit; le foie est augmenté de volume, dépasse les fausses côtes de deux travers de doigt et est sensible à la palpation.

La fièvre persiste jusqu'au 10e jour, la douleur dans l'hypocondre droit ne disparaît qu'en pleine convalescence, convalescence marquée par de fréquentes indigestions.

L'urobiline et son chromogène ont été trouvés en abondance dans l'urine pendant toute la durée de la maladie, et pendant les premiers jours de la convalescence. L'urée est restée constamment au-dessous de 15 grammes et au-dessus de 10 grammes.

Obs. X. — F. N..., jardinier, vingt-cinq ans. Fièvre typhoïde accompagnée d'une stupeur profonde et d'un délire calme. Le foie a été trouvé augmenté de volume, les premiers jours, et douloureux à la pression

Hémorragies nasale et intestinale le vingt-deuxième jour : défervescence tardive (trente-cinquième jour). Convalescence longue, interrompue par des malaises avec fièvre, courbature, vomissements. Le foie ne reprit ses dimensions que trois mois après le début de la maladie.

Urobiline en quantité notable dans les urines, urée constamment au dessous de 18 grammes et au-dessus de 15 grammes.

Obs. XI. — B. P..., couturière, 32 ans. Fièvre typhoïde grave ayant duré 45 jours. Foie gros et douloureux pendant toute la durée de la maladie ; diarrhée très tenace. Convalescence longue; sensations de froid très fréquentes et très pénibles, survenant vers le soir.

Urobiline en grande abondance dans l'urine pendant la maladie et ayant persisté longtemps pendant la convalescence. L'urée atteignit un jour 20 grammes, mais resta les autres jours constamment au-dessous de 16 grammes et au-dessus de 12 grammes.

Obs. XII. — J. L...., manœuvre, 26 ans. Fièvre typhoïde ayant débuté par des épistaxis très violentes, très tenaces. Phénomènes ataxo-adynamiques très accentués résistant aux bains. Hémorragie intestinale le 15ᵉ jour ; mort d'insuffisance cardiaque le 30ᵉ jour.

Urobiline en quantité notable dans l'urine; mais n'ayant jamais dépassé 12 grammes. Le foie et la rate ont été trouvés très gros à l'autopsie; sur le foie, taches blanches de Hanot, hémorragies sous-capsulaires, en petits foyers: parenchyme hépatique, mollasse, décoloré.

Obs. XIII. — S. C..., palefrenier. Fièvre typhoïde ayant duré 60 jours. Rechute après six jours d'apyrexie vers le 40ᵉ jour.

Le foie a été tuméfié et douloureux pendant le cours de cette dothiénentérie; il a diminué de volume pendant les jours d'apyrexie et a de nouveau pris des proportions assez considérables au moment de la rechute.

L'urobiline, toujours en quantité notable, a suivi presque les modifications du volume du foie ; elle a baissé pendant l'apyrexie pour revenir à une quantité plus grande avec la rechute. L'urée oscilla entre 12 et 16 grammes.

La convalescence fut très longue : épistaxis fréquentes : inappétence de longue durée.

Obs. XIV. — C. M..., dix sept ans, entre à l'hôpital avec une température peu élevée, de la prostration et de la constipation ; elle est malade depuis cinq jours. Le lendemain de l'entrée, en raison d'une hémorragie intestinale assez abondante, le diagnostic de fièvre typhoïde s'impose.

La fièvre typhoïde évolue normalement, en dépit de la faible quantité des urines, de l'urobiline qu'elles contenaient en abondance et de l'urée excrétée en quantité absolument minime (6 grammes, 8 grammes en 24 heures).

Le vingtième jour, défervescence ; le vingt-cinquième jour, reprise prudente de l'alimentation. Le trente-troisième jour, c'est-à-dire treize jours après la défervescence, la malade saigne du nez et des gencives ; elle accuse une douleur vive dans l'hypocondre droit douleur qui irradie dans l'épaule droite. Le foie dépasse les fausses côtes de deux travers de doigt : la palpation provoque de la douleur à son niveau. Le lendemain, ictère généralisé, décoloration des selles et température remontant à 39 le matin, 39° 5 le soir.

Les urines, très peu abondantes (300 grammes), sédimenteuses, sont pauvres en urée et contiennent de l'urobiline en grande quantité.

Guérison très lente ; asthénie prononcée pendant longtemps.

Obs. XV. — M. D..., lingère, trente-deux ans. Fièvre typhoïde à forme hémorragique ; épistaxis fréquentes et abondantes ; hémorragie intestinale le seizième jour ; mort le vingtième jour dans le coma, après deux jours de délire furieux.

Urobiline en abondance pendant toute la durée de la maladie ; urines rares, urée ayant oscillé entre 12 et 18 grammes pendant 24 heures. Pas d'autopsie.

Obs. XVI. — Al. B..., étudiant, vingt-deux ans. Fièvre typhoïde longue (3 mois), deux rechutes caractérisées toutes les deux par la tuméfaction du foie et de la rate, qui reprenaient leurs dimensions normales quand la fièvre et les symptômes concomitants s'amendaient. Pas de taches rosées pendant ces rechutes :

Urobiline en grande quantité dans l'urine ; urée n'ayant pas dépassé 18 grammes en 24 heures.

Obs. XVII. — S. B..., épicière, 34 ans. Fièvre typhoïde caractérisée par des épistaxis, une hémorragie intestinale le 18° jour, une fausse défervescence avec reprise des phénomènes d'acuité après quarante-huit heures d'apyrexie ; mort le 20° jour, avec des phénomènes d'insuffisance cardiaque.

Large bande d'urobiline ayant persisté pendant toute la maladie ; urée ayant atteint en poids le chiffre de 10 grammes en 24 heures, mais ayant oscillé le reste du temps entre 10 et 13 grammes.

L'autopsie montre un foie décoloré, gros et ramolli en certains points. La vésicule contient peu de bile et ses parois sont le siège d'une inflammation très vive.

Obs. XVIII. — Jeune garçon de 17 ans ; fièvre typhoïde bénigne, de courte durée (22 jours), caractérisée par de l'urobiline en abondance dans l'urine, une légère tuméfaction du foie, des épistaxis abondantes, et une convalescence très longue au cours de laquelle survinrent fréquemment des troubles digestifs, de la diarrhée, de la constipation, des vomissements.

Obs. XIX. — J. M..., journalier, trente ans, fièvre typhoïde grave, tuméfaction du foie dès le quatrième jour, rate à peine appréciable.

La convalescence fut pénible, marquée par des troubles digestifs et l'apparition de crises d'hystérie qui, chez ce malade, survenaient pour la première fois.

L'urobiline, abondante pendant la maladie, a pu être décelée trois mois encore après la défervescence.

Obs. XX. — Forme hépatique légère remarquable par une grave précipitation des battements du cœur les 6e, 7e et 8e jours, et aussi le 20e jour, sans complication cardiaque durable; guérison rapide et définitive le 32e jour.

Obs. XXI et XXII. — Deux cas de formes hépatiques également bénignes, où les battements du cœur atteignirent 130 à 140 à la fin du second septénaire chez un homme et une jeune femme très nerveuse; aucune complication cardiaque.

Obs. XXIII. — A. R..., cultivateur, venu de France il y avait un mois. Aucun accident palustre antérieur. Début brusque par des accès intermittents avec rémission complète deux jours de suite le matin. Le troisième jour, la température du matin atteint 38°, celle du soir 39°; hémorragie intestinale le cinquième jour, hémorragie très abondante, résistant au traitement ordinaire. Mort le sixième jour. Autopsie impossible. Le foie s'était montré très gros et douloureux dès le troisième jour. Le séro-diagnostic tenté le quatrième jour avait donné un résultat positif.

Obs. XXIV. — C. B..., charretier. Foie gros et douloureux pendant toute la maladie. Début traînant, fièvre irrégulière. Défervescence le 48e jour seulement, huit jours d'apyrexie, fausse rechute et fièvre durant dix jours. Dix jours d'apyrexie et seconde rechute durant quinze jours. Convalescence interminable. Cinq mois après le début de la maladie, C. B... est envoyé au régiment, mais est incapable de faire le service; il est réformé, et un an après, il est encore en proie à des troubles digestifs (diarrhée, vomissements), dont il n'avait jamais souffert avant sa fièvre typhoïde.

Obs. XXV. — A. D..., jeune enfant de 3 ans; début violent par accès de fièvre du type paludéen. Le sixième jour, hémorragie intestinale peu abondante, tuméfaction du foie. Défervescence au 31e jour. Dix jours d'apyrexie, reprise de la fièvre qui dure douze jours. Convalescence très longue, vomissements fréquents, gencives saignantes.

Obs. XXVI. — J. M..., onze ans, charcutier. — Début brusque par vomissements très violents qui succédèrent à l'ingestion de viande avariée. On crut à un empoisonnement, mais la fièvre s'installa au bout de trois jours et fut continue dès son apparition. Courbe thermique classique, taches rosées au 11e jour, diarrhée abondante et persistante, foie gros et douloureux, défervescence le 29e jour, puis deux rechutes ; convalescence pénible avec furoncles en grand nombre.

Obs. XXVII. — L. R..., 10 ans. — Début par de l'anorexie pendant une dizaine de jours. Constipation très tenace, fièvre irrégulière avec sudation ; pas de taches rosées. — Évolution très longue, foie gros et douloureux à plusieurs reprises dans le cours de la maladie, une première fois à l'occasion de vomissements bilieux ayant duré trois jours, une seconde fois à l'occasion d'un délire des plus violents, une troisième fois enfin à l'occasion d'une épistaxis particulièrement abondante.

Rechute avec foie gros et teinte subictérique des conjonctives ; urobilinurie pendant toute la maladie.

Obs. XXVIII. — Voir cette observation, page 163.

Obs. XXIX. — Voir cette observation, page 164.

Obs. XXX. — Voir cette observation, page 165.

Obs. XXXI. — J. L..., maçon, depuis depuis deux ans à Alger, 26 ans. Fièvre typhoïde ayant débuté brusquement par des accès intermittents. Le quatrième jour la température se régularise ; le 8e jour, hémorragie intestinale et chute brusque de la température à 36° 8. Constipation persistant pendant toute la maladie. Taches rosées le 6e jour.

Vers le 28e jour, rechute subintrante, épistaxis abondante. — Fièvre subcontinue jusque vers le 58e jour : alors apparition de grands accès intermittents avec frisson, chaleur, sueurs, vomissements bilieux incoercibles, d'une diarrhée colliquative les deux derniers jours et mort le 68e jour d'épuisement.

A l'autopsie, foie gros (1030 grammes), rate volumineuse, quelques plaques de Peyer cicatrisées au niveau de l'iléon ; autres plaques en voie d'évolution dans le côlon ascendant.

Obs. XXXII. — H. J..., couturière, 25 ans, née à Oran, pas d'antécédents palustres. Début par indigestion, céphalalgie gravative, épistaxis et asthénie très prononcée. Fièvre assez régulière pendant un mois. Pas de taches rosées. — Diarrhée séreuse abondante. — Le 30e jour hémorragie intestinale peu importante, mais les jours suivants épistaxis presque incoercibles. Le 37e jour apparition d'un délire furieux. Mort le 39e jour en plein délire.

Autopsie, outre les lésions caractéristiques dans l'iléon, foie gros, rate légèrement augmentée de volume et ramollie.

Obs. XXXIII, XXXIV, XXXV. — Fièvres typhoïdes à peu près classiques, si l'on fait abstraction de leur début brusque ou presque brusque, de la longue durée de la fièvre (deux mois, trois mois, trois mois et demi), et de la tuméfaction du foie qui apparut à diverses reprises au cours de ces dothiénentéries.

Obs. XXXVI et XXXVII. — Deux fièvres typhoïdes ayant évolué à peu près normalement, mais caractérisées toutes deux par ce fait que, dans la convalescence, le diarrhée, qui avait disparu, reprit de plus belle et emporta les deux malades, l'un, âgé de 42 ans, l'autre, un jeune homme de 27 ans.

Obs. XXXVIII. — Forme hépatique avec début brusque, foie gros dès le troisième jour, et dès le troisième jour aussi diarrhée bilieuse verdâtre qui persiste pendant une dizaine de jours. Evolution longue (deux mois), mais convalescence assez rapide.

Obs. XXXIX. — Forme hépatique très atténuée, foie gros, mais chute de la température vers le 17e jour. Le foie dans ce cas dépasse la ligne ombilicale, et une diarrhée bilieuse verdâtre fût notée pendant cinq à six jours. Convalescence assez prompte.

Obs. XL. — H. N. 30 ans, terrassier, forme hépatique à début brusque. Constipation tenace, fièvre irrégulière. Trois hémorragies intestinales dans le cours de la maladie. Mort le 35e jour. — A l'autopsie, plaques de Peyer ulcérées, foie et rate volumineux, vaste foyer hémorragique dans le muscle grand droit.

Obs. XLI, XLII, XLIII, XLIV. — Fièvres typhoïdes ayant eu une évolution, une issue différentes, mais caractérisées toutes quatre d'abord par le début à forme d'accès maniaque qui en imposa pour de la démence véritable, ensuite par leurs déterminations hépatiques importantes.

Obs. XLV, XLVI, XLVII. — Fièvres typhoïdes de forme hépatique à évolution longue : dans la rechute que firent chacune d'elles, apparition de selles verdâtres bilieuses qui durèrent plusieurs jours et ne s'accompagnèrent d'aucun symptôme grave. Convalescence rapide pour deux de ces dothiénentéries, assez pénible pour la troisième.

Obs. XLVIII. — G. B…, 29 ans, typographe. — Début par vomissements qui durèrent huit jours. — Asthénie précoce, fièvre irrégulière — accès intermittents de type paludéen (sans le stade de sueur) au milieu de la maladie vers le 25e jour, foie gros et douloureux dès le début. — Hémorragie intestinale abondante au 19e jour. Epistaxis en même temps que l'hémorragie intestinale. — Les taches rosées qui apparurent le 13e jour devinrent pétéchiales vers le 17e jour. A partir du 25e jour, la fièvre baissa, et se maintint désormais entre 37° et 38°. L'état typhoïde était cependant presque aussi accusé qu'au début : langue sèche, prostration, délire. La diarrhée persista jusqu'à la mort, qui arriva dans l'hypothermie le 51e jour.

Obs. XLIX et L. — Deux formes hépatiques de la fièvre typhoïde, très atténuées, mais présentant presque tous les symptômes décrits, mais peu accentués : début brusque, vomissements, pouls très rapide (130) pendant deux jours, constipation tenace, foie légèrement tuméfié et douloureux, hémorragie intestinale de peu d'importance ; défervescence tardive (le 37ᵉ jour pour l'un, le 40ᵉ jour pour l'autre). Convalescence assez pénible (reprise de constipation pour l'un, apparition de diarrhée et de vomissements pour l'autre).

Obs. LI. — C. A..., — depuis 15 ans en Algérie, à Maison-Carrée, où il exerce le métier de jardinier, 30 ans. — A eu des fièvres palustres, il y a dix ans, assez fortes, mais qui n'ont pas reparu. Entré à l'hôpital, salle Broussais, dans un état de prostration très prononcé. Délire intense. Vomissements verdâtres. Diarrhée jaune très abondante. La famille nous dit que, depuis un mois, C. A..., éprouvait des malaises indéfinis, des douleurs abdominales, se plaignait de la tête et avait perdu tout appétit. Il est depuis trois jours au lit et dans l'état où nous le voyons aujourd'hui. Le lendemain de son entrée à l'hôpital, apparition d'un ictère généralisé assez marqué. Mort dans le coma quatre jours après la rentrée à l'hôpital, soit le 7ᵉ jour de la maladie (fig. 7).

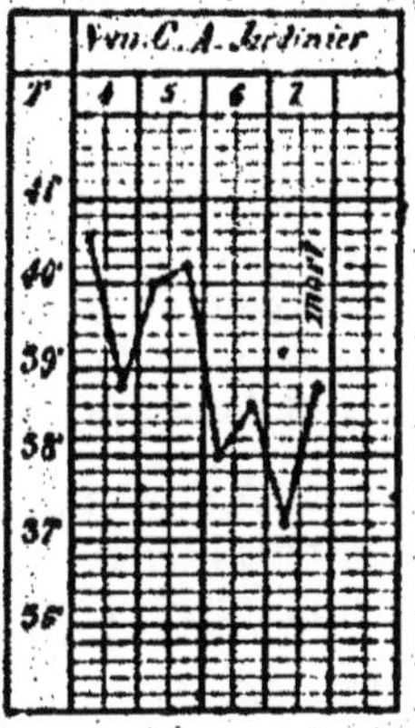

Fig. 7. — Fièvre typhoïde Mort.

La fièvre avait été assez irrégulière pendant le temps que nous avons pu l'observer (voir ci-dessus le tracé thermique). Séro-diagnostic positif 1/80ᵉ le 6ᵉ jour.

Autopsie : plaques de Peyer nombreuses dans l'iléum, foie gros (1900 grammes) gorgé de bile, très congestionné, avec plaques blanches infectieuses. Rate volumineuse.

Obs. LII. — I. L..., 28 ans, employé à Alger, où il habite depuis dix-huit mois. Fièvre typhoïde de forme hépatique avec ictère et foie gros apparaissant au 10ᵉ jour. Pas de taches rosées, mais diagnostic confirmé par le séro-diagnostic. Constipation opiniâtre. Hémorragies intestinale, buccale et un peu de purpura. Défervescence seulement le 52ᵉ jour, puis après quinze jours d'apyrexie, fièvre durant vingt jours. Au bout de quatre mois de maladie, le malade est toujours très faible, s'alimente difficilement et souffre dans la région du foie.

Obs. LIII à LX. — Huit fièvres typhoïdes assez régulières, mais à ranger cependant dans la forme hépatique, en raison de l'importance des troubles digestifs, de la longue durée de la maladie, de la tuméfaction du foie. Elles ont de plus, toutes été marquées par de la constipation.

Obs. LXI. — A. J..., ménagère, 13 ans, espagnole, à Alger depuis quinze jours. Malade depuis trois jours : ne s'est pas couchée encore, mais a perdu l'appétit et souffre beaucoup de la tête. Vomissements depuis ce matin. Diarrhée jaune ocreuse dès le quatrième ou le cinquième jour. Température peu élevée pendant toute la maladie (38 à 38, 5 et 39, 3. Taches rosées apparaissant le 12e jour. Foie tuméfié à l'occasion d'une hémorragie intestinale, douloureux à la pression. Mort dans le délire le 30e jour.

Autopsie confirmative du diagnostic.

Obs. LXII et LXIII. — Deux fièvres typhoïdes bénignes, de forme hépatique, toutes les deux avec vomissements intenses, toutes les deux caractérisées par l'absence des taches rosées : séro-réaction positive, la fièvre est tombé le 14e et le 10e jour, pour ne plus reparaître.

Obs. LXIV. — Forme hépatique avec évolution thermique très irrégulière, avec pulsations cardiaques également très irrégulières, sans aucune complication du côté du cœur. Guérison assez rapide — mais petite rechute de peu de durée (5 jours) après dix jours d'apyrexie (voir ci dessus le tracé de la température et du pouls).

Obs. LXV. — Forme hépatique de très longue durée ; la fièvre persiste, sans interruption pendant trois mois, et des escarres très profondes aux fesses et aux talons retardèrent encore la guérison.

Obs. LXVI. — Forme hépatique avec trois rechutes et phlegmatia alba dolens double dans la troisième rechute. Mort au bout de cinq mois de maladie dans le marasme.

Obs. LXVII, LXVIII, LXIX, LXX. — Quatre fièvres typhoïdes avec phénomènes hémorragiques plus ou moins marqués, hémorragies intestinale, buccale, gingivale, nasale, et, pour deux, vésicales. — Toutes les quatre guérirent, deux ayant présenté une rechute.

Obs. LXXI. — Forme hépatique des plus graves dès le début, qui fut brusque (caphalalgie, vomissements, diarrhée); le 4e jour, syncope assez prolongée, bien que rien du côté du cœur n'ait été signalé auparavant. Le 10e jour, taches rosées en abondance. Le 15e jour, vomissement de sang très copieux qui entraîne la mort, le soir même.

A l'autopsie, toute la muqueuse de l'estomac est congestionnée, sans présenter nulle part d'ulcération.

Obs. LXXII. — Fièvre typhoïde de forme hépatique avec deux rechutes, remarquable par la courbe thermique assez régulière, mais présentant constamment des rémissions matinales d'au moins un degré. Le foie, dans ce cas, fut très gros, très douloureux, et les vomissements se montrèrent, à plusieurs reprises, sans présenter jamais de caractère inquiétant.

Obs. LXXII. — Fièvre typhoïde de forme hépatique ayant présenté au commencement et à la fin de grands accès de type paludéen. Les troubles digestifs furent très marqués, mais le foie ne se montra gros que dans la période des grands accès intermittents. Défervescence le 32e jour. Rechute de peu d'importance au bout de vingt jours d'apyrexie, rechute prévue, parce qu'après les accès intermittents de la fin de la maladie, le foie était resté, malgré le retour de l'appétit, légèrement tuméfié et douloureux.

Obs. LXXIV. — L. R..., petite fille de 6 ans, antécédents palustres manifestes, toujours chétive. Début brusque de la maladie par un accès du type paludéen, qui reste unique pendant toute l'évolution. Le cinquième jour, diarrhée ocreuse succédant à un purgatif, taches rosées le 9e jour, hémorragie intestinale le 20e jour, qui se renouvela le 30e jour. Douleurs musculaires très accentuées. Une épistaxis très copieuse le 35e jour. Apparition d'un délire violent, le 42e jour, et mort le 45e jour. Le foie fut très douloureux, mais il n'offrit pas de modification de ses dimensions pendant la maladie; avant celle-ci il était gros et il resta gros jusqu'à la mort (paludisme antérieur).

Obs. LXXV-LXXVI. — Deux petits garçons de 4 ans et de 8 ans, qui eurent une fièvre typhoïde très grave, à tendance hémorragique, à troubles digestifs (vomissements, diarrhée) très prononcés et finirent par guérir après quatre mois de maladie. Il s'agissait encore de formes hépatiques, le foie s'étant montré tuméfié et douloureux à plusieurs reprises au cours de la maladie.

Obs. LXXVII, LXXVIII, LXXIX, LXXXI. — Cinq cas de fièvres typhoïdes avec paludisme antérieur très net. Le foie, dans ces cas, comme dans l'obs. LXXIV, était gros avant le commencement de la dothiénentérie et resta gros pendant toute l'évolution, sans augmenter de dimension. Ces observations sont rapportées ici uniquement pour mentionner ce trait particulier.

Obs. LXXXII et LXXXIII. — Deux cas de fièvre typhoïde de forme hépatique, terminés tous deux par la mort après une série de symptômes digestifs très accusés, une évolution longue, caractérisée par une rechute qui dans les deux cas fut mortelle.

II. — FORMES CARDIAQUES.

Obs. LXXXIV à XCIII. — Dix formes cardiaques rappelant les descriptions classiques. — Elles furent toutes très graves, huit s'étant terminées par un collapsus mortel dans le cours ou dans la convalescence de la maladie. — Une d'elles, dont il a été parlé au cours de ce travail, fut marquée par une endocardite mitrale qui se déclara dans la convalescence et finit par entraîner la mort par cachexie cardiaque au bout de deux ans, à la suite d'asystolies multipliées.

III. — FORMES PRÉSENTANT QUELQUES SYMPTÔMES HÉPATIQUES, ASSEZ PEU NOMBREUX OU ASSEZ PEU ACCENTUÉS POUR MÉRITER LE NOM DE FORMES HÉPATIQUES.

OBS. XCIV. — Fièvre typhoïde très bénigne, d'une durée de dix-sept jours environ, qui se distingue seulement par l'existence d'un début brusque, par la tuméfaction du foie pendant trois jours ; la guérison s'effectua presque brusquement et fut définitive.

OBS. XCV à CXXLVI. — Toutes fièvres typhoïdes d'évolution variable, ayant toutes présenté quelques symptômes rattachés plus ou moins directement à une altération du foie : troubles digestifs (vomissements, diarrhée ou constipation particulièrement tenaces), épistaxis particulièrement abondantes, hémorragies, intestinales ou autres, irrégularité de la courbe thermique, etc., tous symptômes coïncidant avec un foie gros et douloureux pendant un temps plus ou moins long de la maladie.

IV. — FIÈVRES TYPHO-MALARIENNES

OBS. CLXXVII. — J. C..., cultivateur 36 ans, depuis deux ans en Algérie, habite Maison-Blanche où il a contracté les fièvres paludéennes cet été. Malade depuis huit jours. Quand je suis appelé auprès de lui on me dit que depuis ce temps il est en proie à des accès quotidiens survenant le matin (il est à noter que dans les accès de type paludéen que j'ai rapportés précédemment, la température atteignait son maximum toujours le soir, ce qui constitue un élément de diagnostic). — La quinine diminua l'intensité des accès, mais ne les supprima pas. A partir du onzième jour, la fièvre cesse d'offrir une rémission vespérale, mais la température est toujours plus élevée le matin, et ce stade de chaleur est précédé de frissons et suivi de sueurs. — Dès le premier examen j'ai constaté que le foie et la rate avaient d'énormes dimensions et étaient sensibles à la pression. — Séro-diagnostic positif. — Hémorragies multiples nasales, vésicales, intestinales, cutanées, et mort le 19e jour dans un accès hypothermique réalisant la symptomatologie de l'accès pernicieux.

OBS. CLXXVIII. — A. B..., maraîcher. A les fièvres paludéennes qu'il a contractées à Rouiba depuis un mois : la quinine les coupe pour deux ou trois jours au plus : d'ailleurs ce médicament a toujours été mal administré. — Depuis deux jours, apparition de céphalalgie de diarrhée et de vomissements. Des accès quotidiens persistent, mais avec chute complète de la température ; tous les jours vers deux heures du matin, grand accès de fièvre avec frisson, chaleur, sueur, et au bout de deux ou trois heures la température retombe à 38.5 ou 39. — Foie et rate tuméfiés. Hémorragie des gencives. Taches rosées. Mort le 50ᵉ jour de la maladie, dans un accès de fièvre accompagné d'une température excessive et d'un délire violent.

A l'autopsie, lésions du paludisme et de la fièvre typhoïde. Rate en bouillie. Foie gorgé de bile. Plaques de Peyer cicatrisées au niveau de l'iléon.

Obs. CLXXIX, CLXXX, CLXXXI, CLXXXII, CLXXXIII. — Cinq fièvres typho-palustres moins graves que les précédentes, mais s'étant toutes fait remarquer par une évolution longue, accidentée (hémorragies, troubles gastriques, intestinaux, etc.). — La guérison finit par survenir, mais le paludisme chronique était constitué.

V. — FIÈVRES TYPHOIDES CHEZ LES ARABES

Obs. CLXXXIV (Dʳ Busquet). — M... Mohammed, indigène, vingt et un ans, 1ᵉʳ tirailleurs algériens, entre dans notre service, le 22 août, pour fièvre typhoïde. Depuis un mois environ cet homme était fatigué et dans l'impossibilité de faire son service ; il avait parfois de légers accès de fièvre coïncidant avec des alternatives de diarrhée ou de constipation. Quand il nous est envoyé, il y a déjà six jours qu'il présente de la fièvre dont le maximum a lieu le soir (40°2). Il est abattu, se plaint de la tête et du ventre, ne peut dormir ; le pouls est rapide. Depuis plusieurs jours épistaxis. La langue est fuligineuse. Pas de taches rosées. Gargouillement et douleur vive dans la fosse iliaque droite ; diarrhée abondante très fétide, sueurs profuses et fortement odorantes.

Traitement par les bains froids. La température suivit une marche assez régulière jusqu'au 2 septembre (20ᵉ jour après le début de la fièvre), date à laquelle se produisit la défervescence. La convalescence ne présenta rien de particulier digne d'être signalé. L'examen du sang, pratiqué deux fois au cours de la maladie, avait montré que la séro-réaction était positive avec le bacille d'Eberth (22 août à 1/500 ; 26 août à 1/800).

Obs. CLXXXV (Dʳ Busquet). — B..., manœuvre indigène, 1ᵉʳ tirailleurs algériens, envoyé le 17 octobre à l'hôpital militaire pour fièvre typhoïde, entre dans notre service. Il est malade depuis cinq jours. Il se plaint de souffrir beaucoup de la tête et du ventre ; l'état général est, d'ailleurs, assez mauvais. B... est très amaigri ; il est agité, anxieux, pousse des plaintes fréquentes. Au moment de son arrivée, la température est à 40°. La langue est sèche, rôtie, l'haleine d'une fétidité insupportable. A la palpation, douleur vive à la fosse iliaque droite où existent des gargouillements. La rate est tuméfiée légèrement. Les bruits du cœur sont un peu sourds et lointains, le pouls est fréquent et plein. Dyspnée légère due à un peu de congestion hypostatique des bases. La diarrhée est abondante, très fétide. Le malade souille son lit par suite de l'émission involontaire des matières fécales. Taches rosées sur l'abdomen. La température s'abaissa progressivement jusqu'au 4 novembre (23° jour de la maladie). Le malade avait été traité par les bains froids. L'apyrexie dure jusqu'au 14 novembre. Ce jour-là, sans cause appréciable, B..., fut repris brusquement de fièvre qui persista pendant treize jours, après quoi la convalescence s'établit définitivement.

La séro-réaction, faite à différentes époques, se montra toujours positive (18 octobre 1/50; 20 octobre 1/850; 2 novembre 1/60; 13 novembre 1/150).

Obs. CLXXXVI (Dr Busquet). — B..., Ahmed ben Ali, vingt-trois ans, 1er régiment de tirailleurs algériens, entre dans notre service le 3 juin 1899 pour une fièvre typhoïde. Il est au septième jour de la maladie et présente les symptômes classiques qu'on a l'habitude de rencontrer dans ce cas : épistaxis, abattement général, dyspnée légère, insomnie, céphalée intense et persistante au point d'empêcher tout sommeil, douleur de la nuque, ventre déprimé en bateau, pas de taches rosées sur l'abdomen. Le malade est immédiatement soumis au traitement par les bains froids. Après s'être maintenu cinq jours entre 39° et 40°, la température baissa d'une façon sensible entre 38° et 39° pendant six jours. Après ce temps l'apyrexie survint d'une façon définitive vers le vingtième jour de la maladie. La séro-réaction, faite à trois époques différentes, se montra toujours positive, quoique à des doses variables (3 juin à 1/150; 7 juin à 1/300; 10 juin à 1/100).

Le malade fut alimenté légèrement à partir du 22 juin. Le 3 juillet, la fièvre réapparut et dura jusqu'au 18 juillet. Les causes de cette rechute n'ont jamais pu être connues. Cette fois encore l'examen du sang, fait le 9 juillet, avait donné une séro-réaction positive à 1/200. A partir du jour où la défervescence se produisit, B... Ahmed Ben Ali entra en convalescence; celle-ci suivit régulièrement son cours et le malade fut envoyé pour quelques mois au dépôt de sa compagnie.

Obs. CLXXXVII (Dr Busquet). — D..., jeune indigène de dix-neuf ans, engagé volontaire depuis trois mois, entre dans notre service le 17 août 1899, pour fièvre typhoïde. Il présente tous les signes classiques de l'affection : épistaxis, courbature générale, céphalée intense, diarrhée. Le ventre est douloureux, dans la fosse iliaque droite gargouillements, taches rosées, insomnie rebelle. La température est élevée, 39°4; elle se maintient jusqu'au dix-huitième jour, puis, alors, se produit une défervescence régulière, terminée au vingt-sixième jour. Pendant la période d'état, rien à signaler en dehors d'une prostration des plus accusées qui disparut vers le vingtième jour. La séro-réaction, faite à diverses dates, avait toujours été positive (17 août, 1/500 ; 21 août, 1/250 ; 26 août, 1/700 ; 3 septembre, 1/50).

Obs. CLXXXVIII (Dr Crespin). — Fièvre typhoïde chez un indigène musulman. Mohamed, dix-sept ans, entre à l'hôpital de Mustapha, salle Trousseau, le 5 janvier 1897. Malade depuis deux jours, il a été pris subitement d'un grand malaise, est rentré chez lui avec céphalalgie intense, douleurs de ventre. A l'entrée de l'hôpital, stupeur profonde, langue rôtie, température 37°2, constipation, accès intermittents, rate légèrement tuméfiée. Le foie dépasse d'un travers de doigt les fausses côtes. Quelques râles de bronchite ; urines contenant un peu d'albumine et de l'urobiline ; urée ; 10 gr. en vingt-quatre heures. Vers le septième jour de la maladie, la température s'uniformise, devient plus continue ; on note un saignement de nez et une diarrhée séreuse abondante. Le huitième jour, taches rosées et vomissements bilieux.

Maladie suit son cours régulier et la température tombe complètement le trente et unième jour (1er février).

Après douze jours d'apyrexie, la température remonte subitement le 13 février (38°2 le matin, 40° le soir) ; pendant plusieurs jours, accès intermittents.

A l'examen, le malade présente à nouveau une légère tuméfaction du foie ; en même temps diarrhée jaune et quelques vomissements. La fièvre persiste jusqu'au 23 février (51° jour de la maladie), et tombe définitivement à la normale.

Convalescence fort longue, entravée, par des troubles digestifs (vomissements et diarrhée) revenant fréquemment.

Obs. CLXXXIX (Dr Crespin). — M... Ben Ali, vingt-neuf ans, portefaix, entre à l'hôpital de Mustapha, salle Broussais, le 4 avril 1897. Il traînait depuis deux semaines environ, quand il a dû garder le lit il y a huit jours. Il accuse de la céphalalgie, de la douleur du ventre, de l'agitation nocturne ; il a de la diarrhée jaune ocreuse. Température le jour de l'entrée 38°4 le matin, 39° le soir. La face est rouge, vultueuse, la langue est sèche, fuligineuse. La rate est légèrement tuméfiée, le foie est normal. Le cœur bat régulièrement (90 pulsations). Un peu de bronchite. La température s'élève graduellement jusqu'au quatorzième jour, moment où apparaissent des taches rosées très nettes sur l'abdomen ; le lendemain (11 août) chute de la température, 37°4, provoquée par une hémorragie intestinale très abondante qui persiste plusieurs jours ; en même temps que cette hémorragie, le foie se montre tuméfié et douloureux, dépassant les fausses côtes de deux travers de doigt environ ; l'hémorragie cessant, cet organe reprend ses dimensions normales. La maladie suit son cours régulier jusqu'au 30 (31ᵉ jour) moment où la température devient normale.

Après huit jours d'apyrexie, à la suite d'une alimentation un peu substantielle, grands frissons le 8 septembre au soir avec température de 40°4, céphalalgie violente, délire et diarrhée jaune. Le foie dépasse d'un travers de doigt les fausses côtes et les urines contiennent un peu d'albumine, une petite quantité d'urobiline. Au bout de neuf jours de fièvre, nouvelle chute, définitive cette fois, de la température; le foie et la rate avaient également repris leur volume habituel. Convalescence très longue; le malade ne sort de l'hôpital que le 3 novembre.

VI. — FIÈVRES TYPHOÏDES A TYPE CLASSIQUE

De CXC à CCL, observations se rapportant à des fièvres typhoïdes dont la physionomie fut à peu près rigoureusement classique.

BIBLIOGRAPHIE

HIPPOCRATE. — OEuvres, traduction Littré, tomes I et II. Paris, 1839.

MERCATUS. — De Febribus. Veniso, 1609.

MORTON. — Pyretologia, Londres, 1691.

LANCISI. — De noxiis paludum effluviis eorumque remediis. Roma, 1717.

TONTI. — Therapeutice specialis ad febres periodicas perniciosas. 1712.

CULLEN. — Eléments de médecine pratique. 1785.

BAUMÈS. — Traité des fièvres rémittentes. Montpellier, 1821.

BAILLY. — Traité anatomo-pathologique des fièvres intermittentes simples et pernicieuses. Paris, 1825.

MONTFALCON. — Histoire médicale des marais. Paris, 1826.

MAILLOT. — Traité des fièvres ou irritations cérébro-spirales intermittentes. Paris, 1830. — Recherches sur les fièvres intermittentes du Nord de l'Afrique. Paris, 1836.

LITTRÉ. — Article *Intermittente (fièvre)*, in *Dictionnaire de Médecine* en 30 vol. Paris, 1837.

GUYON. — *Recueil de Mémoire de Médecine et de pharmacie militaires*. 1810, vol. 41°.

BOUDIN. — Traité des fièvres intermittentes. Paris, 1842. — Traité des fièvres intermittentes, rémittentes et continues des pays chauds et des contrées marécageuses. Paris, 1843.

LAVERAN (L.). — *Recueil de Mém. de méd. et de pharm. militaires*. 1842, vol 52°.

JACQUOT. — Lettres d'Afrique, 1847. — De l'origine miasmatique des fièvres endémo-épidémiques dites intermittentes, palustres ou à quinquina. Paris 1851. (*Annales d'Hygiène*, 1851, tome II, pp. 33 et 241). — Etude nouvelle de l'endémo-épidémie des pays chauds. Paris, 1857-1858.

HASPEL. — Maladies de l'Algérie, 1850-1852.

QUESNOY. — Topographie médicale de la plaine de la Mitidja, 1853 (Manuscrit, à la Bibliothèque du Gouvernement général).

ARMAND. — L'Algérie Médicale. Paris, 1854.

ANSELIN. — Topographie médicale de Bougie. Thèse de Paris, 1855.

NETTER. — *Recueil de Mém. de médecine et de pharmacie militaires.* 10e volume.

BONNAUD. — Fièvres épidémiques compliquées d'état typhique. Thèse de Paris, 1856.

MOREHEAD. — Clinical Researches on Diseases in India. London, 1860.

FALLIER. — Considérations sur les fièvres paludéennes des pays intertropicaux. Thèse de Paris, 1861.

DURAND (de Lunel). — Traité dogmatique et pratique des fièvres intermittentes. Paris, 1862.

CHÉDEVERGNE. — Thèse de Paris, 1864.

DAMASCHINO. — Stéatose hépatique du foie typhique (*Soc. Anatom.*, 1864).

BERENGUIER. — Traité des fièvres intermittentes et rémittentes des pays tempérés non marécageux. Paris, 1865.

DANVÉ. — *Recueil de Mém. de médecine et de pharmacie militaires.* 1865, tome XIII, page 279.

BRASSAC. — Note sur la fièvre typhoïde observée aux Antilles (*Arch. de médecine navale.* 1865, 1er semestre).

FRISON. — Contribution à l'étude de la fièvre typhoïde en Algérie (*Rec. de mémoires de médecine et de pharm. militaires.* Paris, 1867.)

ARNOULD et KELSCH. — Recherches sur la fièvre typhoïde en Afrique (*Rec. de mémoires de médecine et de pharmacie militaires,* 1868 p. 17).

BORIUS. — Recherches sur l'épidémie qui sévit à Maurice. Paris, 1868.

DUTROULAU. — Maladies des Européens dans les Pays chauds. Paris, 1868.

COLIN (Léon). — Traité des fièvres intermittentes. Paris, 1870. — De la fièvre typhoïde palustre. Paris, 1878. — De la fièvre typhoïde dans l'armée. Paris, 1878. — Traité des maladies épidémiques. Paris, 1879.

WOODWARD. — Typho-malarial fever; is it a special type of fever ? Philadelphia, 1873.

KELSCH. — Anatomie pathologique des maladies palustres (*Arch. de physiologie,* 1875).

GRIESINGER. — Traité des maladies infectieuses. 2e édition, annotée par Vallin, 1877.

MAHÉ. — Programme de sémiéologie et de pathologie exotiques. Paris, 1879.

TORRES HOMEM. — Etude comparative des caractères cliniques de la dothiénentérie et de la fièvre rémittente palustre typhoïde à Rio-de-Janeiro (*Archives de médecine navale,* 1879).

B. DE LESPINOIS. — Quelques observations sur la fièvre typhoïde dans les pays intertropicaux. Thèse de Paris, 1881.

ALIX. — Diagnostic différentiel de la fièvre rémittente observée en Afrique et de la fièvre typhoïde. Thèse de Paris, 1881.

SABOURIN. — Fièvre typhoïde : ictère grave (*Rev. de médecine*, 1882).

CORRE. — Traité des fièvres bilieuses et typhiques des pays chauds. Paris, 1883.

ROUFFIGNAC. — Fièvre à manifestations bilieuses. Fièvre typhoïde. Thèse de Paris, 1885.

MOURSOU. — De la fièvre typhoïde dans la marine et les pays chauds. Paris, 1885.

GERVAIS. — A propos de quelques hépatites consécutives à la fièvre typhoïde en Nouvelle-Calédonie. Thèse de Paris, 1887.

BLANC. — Recherches sur la fièvre typhoïde en Tunisie et sur les modifications que lui imprime la chaleur. *Recueil de Mém. de médecine et de pharmacie militaires.* Paris, 1887, n° 1, p. 18.

ROUX. — Traité pratique des maladies des pays chauds. Paris, 1888.

PFUHL. — Typhus abdominalis, mit Ikterus 1885. — *Deutsche Mil. Arzt. Zeitschrift.* Berlin, 1888, XVII, 385-433.

KELSCH et KIENER. — Traité des maladies des pays chauds. Paris, 1888.

BOUCHARD. — Leçons sur les maladies infectieuses. Paris, 1890.

LEGRY. — Thèse de Paris, 1890.

CHANTEMESSE. — *Société des Hôpitaux.* 1890.

CALLET. — Fièvre typhoïde à forme prolongée. Thèse de Paris, 1892.

GASTOU. — Foie infectieux. Thèse de Paris, 1893.

JULIEN. — Hygiène de la ville d'Alger. Bordeaux, 1893.

BRUCH. — La fièvre typhoïde chez les Arabes. Montpellier, 1893.

LOISON-SIMONIN et ARNAUD. — *Rev. de Médecine*, 1893.

TREILLE. — Fièvre typhoïde à Tlemcen, 1893.

KELSCH. — Traité des maladies épidémiques. Tome premier. Paris, 1894.

SOUOLOFF. — Evolution de la fièvre typhoïde chez les enfants (*Gaz. de Botkine*, 1894).

SILVAGNI. — La fièvre typhoïde dans les hôpitaux de Bologne de 1862 à 1892. Milan, 1895.

BROUARDEL et THOINOT. — La fièvre typhoïde. Paris, 1895. — Traité de médecine, article *Fièvre typhoïde.* Paris, 1895, tome I.

VITRAC. — Etude sur les fièvres typho-malariennes des pays chauds. Thèse de Paris, 1895.

JACQUEMIN. — De certains grands accès fébriles dans la défervescence de la fièvre typhoïde. Thèse Lyon, 1896, n° 93.

MAILLARD. — De l'ictère dans la fièvre typhoïde. Thèse de Nancy, 1896.

KOZIELL. — Hygiène de quelques quartiers d'Alger. Bordeaux, 1897.

LAVERAN (A.). — Traité du paludisme. Paris, 1897.

POSKIN. — Afrique équatoriale. 1897.

J. ROBERTSON. — Influence du sol (*The British med. Journ.* 1898, p. 421).

LEVACHEFF. — Influence de l'humidité sur l'organisme humain (*Journal Russe d'Hygiène*, août 1898).

REMLINGER. — Récidives de la fièvre typhoïde (*Rev. de Médecine.*, avril 1899).

LEBON. — Fièvre typhoïde chez les indigènes d'Algérie (*Arch. de méd. et de pharm. militaires*, mars 1899).

DESCOSSES. — Epidémie de fièvre typhoïde à Sousse (*Arch. de méd. et de pharm. militaires*, décembre 1899).

TABLE DES MATIÈRES

Poitiers. — Imprimerie Blais et Roy, 7, rue Victor-Hugo.

LIBRAIRIE J.-B. BAILLIÈRE ET FILS

BAILLIÈRE (Dr Georges) — **Les Maladies évitables.** Prophylaxie. Hygiène publique et privée. 1898. 1 vol. in-18, 248 p............ 3 fr. 50

BATTANDIER et TRABUT. — **L'Algérie**, Géologie, flore, faune, ethnographie. 1898, 1 vol. in-18 de 360 pages, avec fig.......... 3 fr. 50

BOUCHARD (Ch.). — **Les Microbes pathogènes**, par Ch. Bouchard, professeur à la Faculté de médecine de Paris, membre de l'Institut. 1892, 1 vol. in-16 de 304 p............ 3 fr. 50

BRAULT (J.). — **Traité des Maladies des Pays chauds**, par le Dr J. Brault, professeur à l'École de médecine d'Alger. 1900, 1 vol. gr. in-8 de 534 p., avec 93 fig........................... 10 fr.

— **Hygiène et Prophylaxie des Maladies dans les Pays chauds.** L'Afrique française. 1900, gr. in-8, 157 pages, avec 18 figures.......... 4 fr.

BROUARDEL et THOINOT. — **La Fièvre typhoïde**, par P. Brouardel, doyen de la Faculté de médecine de Paris, et L. Thoinot, professeur agrégé à la Faculté. 1895, 1 vol. gr. in-8 de 340 p., 24 fig..... 9 fr.

COLIN (Léon). — **De la Fièvre typhoïde dans l'armée.** 1878, 1 vol. in-8 de 200 pages .... 4 fr.

COURMONT (P.). — **Séro-pronostic de la Fièvre typhoïde.** 1897, 1 vol. gr. in-8 de 224 pages, avec 22 tracés.............. 5 fr.

GRIESINGER et VALLIN. — **Traité des Maladies infectieuses.** Maladies des marais, fièvre jaune, typhus, fièvre typhoïde, fièvre récurrente, fièvre bilieuse, peste, choléra. 2e *édition*, par E. Vallin, directeur du service de santé de l'armée. 1877, 1 vol. in-8 de 724 pages..... 10 fr.

LEMURE. — **Madagascar.** L'expédition au point de vue médical et hygiénique, la colonisation. 1896, gr. in-8 de 110 p., 1 carte,....... 3 fr.

MAHÉ. — **Séméiotique et étiologie des maladies exotiques** et principalement des maladies des pays chauds. 1880, 1 vol. in-8, 428 p... 7 fr.

MARIT (J.). — **Hygiène de l'Algérie.** 1862, 1 vol. in-8 de 352 p.. 5 fr.

ROBIN (Albert). — **Urologie clinique.** La fièvre typhoïde. 1877, 1 vol. gr. in-8 de 264 pages............ 4 fr. 50

ROBINSKI. — **Du Développement du Typhus exanthématique.** 1881, 113 pages .... 4 fr.

ROUIS (J.-L.). — **Les Suppurations endémiques du Foie.** 1860, 1 vol. in-8 de 450 pages............ 6 fr.

TRIPIER (R.) et BOUVERET (L.). — **La Fièvre typhoïde traitée par les Bains froids.** 1886, 1 vol. in-8, 641 pages, 27 tracés........ 6 fr. 50

Poitiers. — Impr. Blais et Roy.

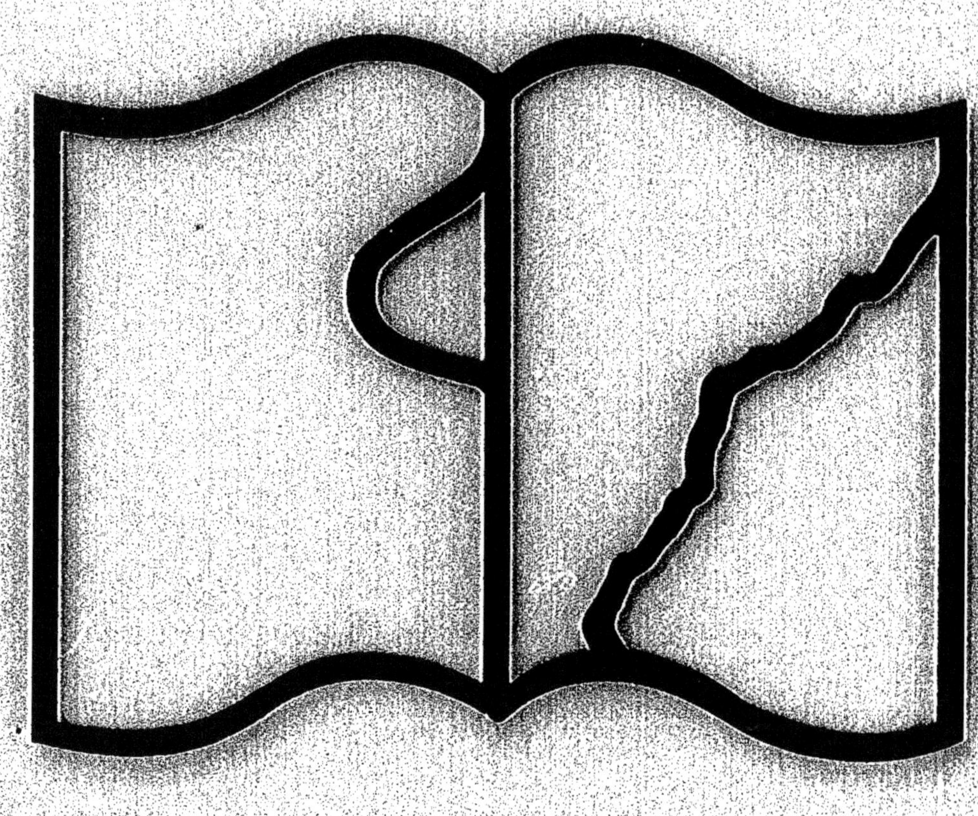

Texte détérioré — reliure défectueuse

NF Z 43-120-11

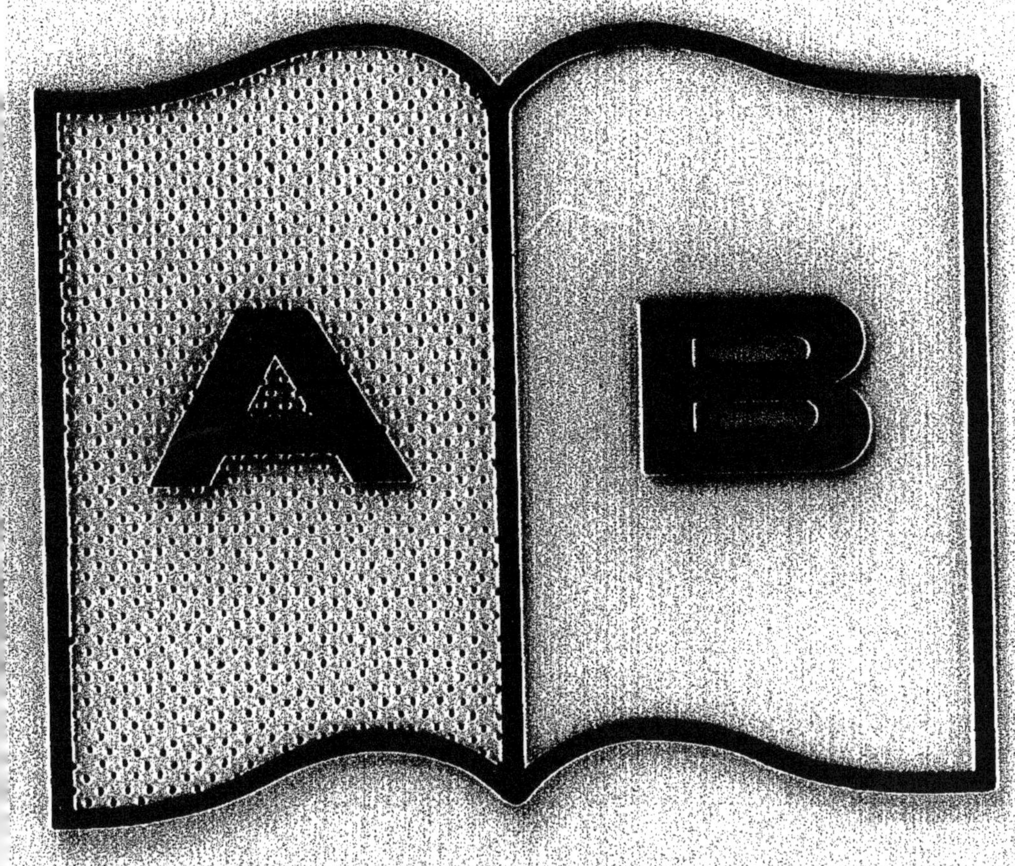

Contraste insuffisant

NF Z 43-120-14

www.ingramcontent.com/pod-product-compliance
Ingram Content Group UK Ltd.
Pitfield, Milton Keynes, MK11 3LW, UK
UKHW021925070726
13614UKWH00001B/251